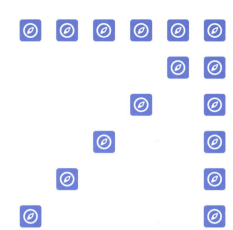

小児科外来処方navi

【監修】
関西医科大学附属病院小児科教授 **金子一成**
【編著】
関西医科大学附属病院小児科病院准教授 **吉村 健**
関西医科大学附属病院小児科准教授 **辻 章志**

中外医学社

■執筆者一覧 （執筆順）

須　藤　博　明	名張市立病院副院長 / 小児科部長
谷　内　昇一郎	関西医科大学香里病院小児科病院教授
岩　本　幸　久	彰療会大正病院副院長 / 小児科
河　崎　裕　英	関西医科大学附属病院小児科病院准教授
辻　　　章　志	関西医科大学附属病院小児科准教授
古　賀　智　子	関西医科大学総合医療センター小児科
原　田　佳　明	協仁会小松病院名誉院長 / 小児科
圀府寺　　　美	真美会中野こども病院副院長
八十嶋さくら	関西医科大学香里病院小児科
木　全　貴　久	関西医科大学附属病院小児科講師
野　田　幸　弘	関西医科大学附属病院小児科診療講師
吉　村　　　健	関西医科大学附属病院小児科病院准教授
藤　井　喜　充	東北医科薬科大学小児科准教授
荒　木　　　敦	大阪府済生会野江病院小児科部長
石　﨑　優　子	関西医科大学総合医療センター小児科病院教授
田　邉　裕　子	関西医科大学香里病院小児科
髙　屋　淳　二	河内友紘会河内総合病院副院長 / 小児科
柳　本　嘉　時	関西医科大学総合医療センター小児科
大　橋　　　敦	関西医科大学附属病院小児科病院准教授
峰　　　研　治	関西医科大学附属病院小児科診療講師

序文

多くの患者は身体の不調・変調を感じたときに外来を受診するが，その目的は「身体の不調・変調を治して欲しい」，すなわち適切な治療をして欲しいということである．適切な治療の鍵は「正しい処方」である．

しかし外来処方は小児科の診療の中でも熟練を要する作業の1つである．なぜなら新生児期から思春期に至る多様な疾患に対応するために，経口薬，注射薬，吸入薬や外用薬，坐薬といった剤型の使い分けのみならず，年齢や体格を考慮した用量調整も求められるからである．小児科専門医以外の先生にとって，このような外来処方の難しさが小児の診療を躊躇させる一因となっているという話を聞き，本書を上梓したいと考えた次第である．

本書は外来で小児を診療する医師があらゆる疾患に対して最新の処方をできるように，日常診療でよくみられる小児疾患について，処方例とそのポイントなどを簡潔に記載した．また忙しい外来診療の合間に読めるように，原則として1疾患につき1ページでコンパクトにまとめた．したがって研修医や内科を専門とされている実地医家など小児科専門医以外の先生が小児を診療する際にも実用的であると自負している．もちろん看護師，薬剤師，医学生ならびに医薬情報提供者（MR）の皆さんにも活用していただき，チーム医療の推進にも役立てて頂ければ監修者として嬉しい限りである．

最後に，忙しい中，ご協力いただきました中外医学社の担当編集者と執筆いただきました先生方に深謝いたします．

2016年　錦秋　　　　淀川のほとりにて
関西医科大学小児科学講座　金 子 一 成

目　次

CHAPTER 1　呼吸器疾患

1. 上気道炎（鼻咽頭炎）〈須藤博明〉　1
2. 気管支炎，肺炎〈須藤博明〉　2
3. 細気管支炎〈須藤博明〉　3
4. クループ症候群〈須藤博明〉　4
5. 中耳炎〈須藤博明〉　5
6. 副鼻腔炎〈須藤博明〉　6
7. 気管支喘息発作〈谷内昇一郎〉　7

CHAPTER 2　感染症

1. インフルエンザ〈岩本幸久〉　8
2. 麻疹〈岩本幸久〉　9
3. 風疹〈岩本幸久〉　10
4. 水痘・帯状疱疹〈岩本幸久〉　11
5. ムンプス（流行性耳下腺炎）〈岩本幸久〉　12
6. アデノウイルス感染症〈岩本幸久〉　13
7. EB ウイルス感染症〈河崎裕英〉　14
8. 溶血性連鎖球菌感染症〈辻　章志〉　15
9. ヘルパンギーナ，手足口病〈古賀智子〉　16
10. 伝染性紅斑〈古賀智子〉　17
11. 単純ヘルペス感染症〈古賀智子〉　18
12. 突発性発疹症〈古賀智子〉　19
13. 結核〈原田佳明〉　20

i

目 次

14. 百日咳 ……………………………………〈原田佳明〉 21

15. マイコプラズマ感染症 ………………………〈原田佳明〉 22

16. クラミジア感染症 ………………………………〈原田佳明〉 23

17. ウイルス性胃腸炎（ノロウイルス，ロタウイルス）

　〈原田佳明〉 24

18. 細菌性腸炎 …………………………………………〈原田佳明〉 25

19. 伝染性膿痂疹 ……………………………………〈閻府寺　美〉 26

20. 伝染性軟属腫 ……………………………………〈閻府寺　美〉 28

21. 無菌性髄膜炎 ……………………………………〈閻府寺　美〉 29

22. 細菌性髄膜炎 ……………………………………〈閻府寺　美〉 30

23. 急性結膜炎 ………………………………………〈八十嶋さくら〉 32

24. 麦粒腫，霰粒腫 …………………………………〈八十嶋さくら〉 33

25. 口内炎，口角炎 …………………………………〈八十嶋さくら〉 35

26. 蟯虫症 ……………………………………………〈八十嶋さくら〉 36

27. 頭シラミ …………………………………………〈八十嶋さくら〉 37

CHAPTER 3　アレルギー疾患

1. 気管支喘息 ………………………………………〈谷内昇一郎〉 38

2. アトピー性皮膚炎 ………………………………〈谷内昇一郎〉 39

3. 食物アレルギー …………………………………〈谷内昇一郎〉 41

4. アレルギー性鼻炎 ………………………………〈谷内昇一郎〉 42

5. アレルギー性結膜炎 ……………………………〈谷内昇一郎〉 43

6. 蕁麻疹 ……………………………………………〈谷内昇一郎〉 44

7. アナフィラキシー ………………………………〈谷内昇一郎〉 45

目 次

CHAPTER 4　免疫疾患・膠原病

1. IgA 血管炎（Henoch-Schönlein 紫斑病）……〈木全貴久〉　46
2. 若年性特発性関節炎 ……………………………〈野田幸弘〉　47
3. 全身性エリテマトーデス ………………………〈野田幸弘〉　48
4. 若年性皮膚筋炎 …………………………………〈野田幸弘〉　49
5. 混合性結合組織病 ………………………………〈野田幸弘〉　50

CHAPTER 5　循環器疾患

1. 心不全 ……………………………………………〈吉村　健〉　51
2. 不整脈（発作性上室性頻拍，発作性心室頻拍）
　　　　　　　　　　　　　　　　　　　　　　〈吉村　健〉　53
3. 動脈管開存，心室中隔欠損 ……………………〈吉村　健〉　56
4. 心房中隔欠損 ……………………………………〈吉村　健〉　57
5. ファロー四徴症（無酸素発作）………………〈吉村　健〉　58
6. 肺動脈性肺高血圧 ………………………………〈吉村　健〉　59
7. 心筋炎，心筋症 …………………………………〈吉村　健〉　60
8. 感染性心内膜炎（予防）………………………〈吉村　健〉　63
9. 川崎病 ……………………………………………〈吉村　健〉　64

CHAPTER 6　消化器疾患

1. イレウス …………………………………………〈藤井喜充〉　66
2. 便秘症 ……………………………………………〈藤井喜充〉　67
3. 急性虫垂炎 ………………………………………〈藤井喜充〉　68
4. 肥厚性幽門狭窄症 ………………………………〈藤井喜充〉　69
5. 腸重積 ……………………………………………〈藤井喜充〉　70

目 次

6. 胃炎，胃十二指腸潰瘍 〈藤井喜充〉 71

7. 胃食道逆流症，逆流性食道炎 〈藤井喜充〉 72

8. 炎症性腸疾患（潰瘍性大腸炎，クローン病）〈藤井喜充〉 73

9. 過敏性腸症候群 〈藤井喜充〉 74

10. 急性肝炎 〈藤井喜充〉 75

11. 急性膵炎 〈藤井喜充〉 76

12. 肛門周囲膿瘍 〈藤井喜充〉 77

CHAPTER 7 腎・泌尿器・生殖器疾患

1. 尿路感染症 〈木全貴久〉 78

2. 急性腎炎症候群 〈木全貴久〉 80

3. 紫斑病性腎炎 〈木全貴久〉 82

4. IgA 腎症 〈木全貴久〉 84

5. ループス腎炎 〈木全貴久〉 86

6. ネフローゼ症候群 〈木全貴久〉 88

7. 尿細管性アシドーシス 〈辻　章志〉 90

8. Dent 病 〈辻　章志〉 91

9. Bartter 症候群，Gitelman 症候群 〈辻　章志〉 92

10. 夜尿症 〈辻　章志〉 93

11. 腎性尿崩症 〈辻　章志〉 94

12. 包茎，亀頭包皮炎，外陰腟炎 〈辻　章志〉 95

13. 高血圧症候群 〈辻　章志〉 96

CHAPTER 8 血液疾患

1. 鉄欠乏性貧血 〈河崎裕英〉 97

2. 免疫性血小板減少性紫斑病（ITP） 〈河崎裕英〉 98

目次

3. 好中球減少症 〈谷内昇一郎〉 99

4. 好中球機能異常症（慢性肉芽腫症） 〈谷内昇一郎〉 101

5. 血友病，von Willebrand 病 〈河崎裕英〉 102

6. 再生不良性貧血 〈河崎裕英〉 104

7. 血球貪食性リンパ組織球症 〈河崎裕英〉 105

8. 小児がん患者に対する緩和医療 〈野田幸弘〉 106

CHAPTER 9 神経・筋疾患

1. 熱性けいれん 〈荒木　敦〉 107

2. けいれん重積 〈荒木　敦〉 108

3. てんかん（全般発作） 〈荒木　敦〉 109

4. てんかん（部分発作） 〈荒木　敦〉 110

5. 片頭痛 〈石﨑優子〉 111

6. 顔面神経麻痺 〈荒木　敦〉 112

7. Guillain-Barré 症候群 〈荒木　敦〉 113

8. 痙直型脳性麻痺 〈荒木　敦〉 114

9. 不随意運動（ミオクローヌス全般） 〈荒木　敦〉 115

10. 重症筋無力症 〈荒木　敦〉 116

11. 筋ジストロフィー（デュシェンヌ型） 〈荒木　敦〉 117

CHAPTER 10 内分泌・代謝疾患

1. アセトン血性嘔吐症（周期性嘔吐症） 〈田邉裕子〉 118

2. 糖尿病 〈田邉裕子〉 119

3. 甲状腺機能亢進症・低下症 〈田邉裕子〉 120

4. 副甲状腺機能低下症 〈髙屋淳二〉 121

5. くる病 〈髙屋淳二〉 122

目次

  6. 中枢性尿崩症 〈髙屋淳二〉 123

  7. 抗利尿ホルモン不適合分泌症候群（SIADH） 〈髙屋淳二〉 124

  8. 成長ホルモン分泌不全性低身長 〈髙屋淳二〉 125

  9. 思春期早発症 〈田邉裕子〉 126

10. 月経過多 〈田邉裕子〉 127

11. 急性副腎不全（副腎クリーゼ） 〈髙屋淳二〉 128

12. 肥満 〈髙屋淳二〉 129

13. 高脂血症 〈髙屋淳二〉 130

CHAPTER 11 精神・社会心理学的疾患

  1. 起立性調節障害 〈柳本嘉時〉 131

  2. 注意欠陥多動性障害 〈石﨑優子〉 132

  3. 自閉症スペクトラム障害 〈柳本嘉時〉 133

  4. 摂食障害（神経性やせ症） 〈柳本嘉時〉 134

  5. チック障害 〈石﨑優子〉 135

  6. 強迫性障害 〈石﨑優子〉 136

  7. うつ病，うつ状態 〈石﨑優子〉 137

  8. 過換気症候群 〈柳本嘉時〉 138

  9. 睡眠障害 〈石﨑優子〉 139

CHAPTER 12 新生児疾患

  1. 未熟児くる病 〈大橋　敦〉 140

  2. 未熟児貧血 〈大橋　敦〉 141

  3. ビタミンK欠乏性出血症 〈大橋　敦〉 142

目　次

CHAPTER 13 その他

1. おむつかぶれ……………………………………〈大橋　敦〉143
2. 乳児湿疹（乳児脂漏性湿疹）……………………〈大橋　敦〉144
3. 刺虫症……………………………………………〈峰　研治〉145
4. しもやけ（凍瘡）………………………………〈峰　研治〉146
5. にきび（尋常性痤瘡）…………………………〈峰　研治〉147
6. やけど（熱傷）…………………………………〈峰　研治〉148
7. 乗り物酔い（動揺病）…………………………〈石﨑優子〉149

事項索引………………………………………………………………151
薬剤索引………………………………………………………………158

1 ▶▶ 上気道炎（鼻咽頭炎）

処方例

カロナール（アセトアミノフェン，細粒：20％，50％，錠：200mg，300mg）
発熱時，1回 10〜15mg/kg 経口投与，4〜6時間以上あけて1日3回まで使用可

■ 処方のポイント

主にウイルス感染であり投薬の必要はないが，年齢により鎮咳薬，去痰薬，抗ヒスタミン薬が一般に処方される．鼻汁が多い場合は吸引，鼻腔洗浄，加湿で対応する．

■ Evidence

- 吉原重美，他．小児の咳嗽診療ガイドライン．診断と治療社; 2014. p.94-5.

■ Pitfall/MEMO

抗ヒスタミン薬は乳幼児でけいれん誘発の危険性がある．また，鼻閉の増強，喀痰を排出しにくくなるため2歳以下の使用は勧められない．症状が遷延する場合は鼻・副鼻腔炎，下気道感染症，アレルギー性鼻炎などに留意する．

2 ▶▶ 気管支炎，肺炎

処方例

① **ワイドシリン**（アモキシシリン，細粒：10％，20％）40mg/kg/日，分3，経口投与
② **クラバモックス**（アモキシシリン・クラブラン酸，配合ドライシロップ：1.01g中にアモキシシリン水和物600mg，クラブラン酸カリウム42.9mg含有）アモキシリン水和物として90mg/kg/日，分2，食直前，経口投与
③ **メイアクト**（セフジトレンピボキシル，細粒：10％，錠：100mg）9mg/kg/日，分3，経口投与
④ **クラリス**（クラリスロマイシン，ドライシロップ：10％，錠：50mg, 200mg）10〜15mg/kg/日，分2，経口投与
⑤ **ジスロマック**（アジスロマイシン，細粒：10％，カプセル：100mg，錠：250mg）10mg/kg/日，分1，3日間経口投与
⑥ **オゼックス**（トスフロキサシン，細粒：15％，錠：75mg, 150mg）12mg/kg/日，分2，経口投与
⑦ **ムコダイン**（カルボシステイン，シロップ：5％，ドライシロップ：50％，錠：250mg, 500mg）30mg/kg/日，分3，経口投与
⑧ **ムコソルバン**（アンブロキソール，シロップ：0.3％，ドライシロップ：1.5％，錠：15mg）0.9mg/kg/日，分3，経口投与

■ 処方のポイント
細菌感染を疑ったときは，細菌検査の上①，②，③，肺炎マイコプラズマを疑ったときは④，⑤で開始し効果がなければ⑥に変更する．

■ Evidence
- 尾内一信，他．小児呼吸器感染症診療ガイドライン．協和企画; 2011. p.23-5, 29-49.

■ Pitfall/MEMO
中枢性鎮咳薬は痰の喀出を抑制する可能性があり禁忌である．

3 ▶▶ 細気管支炎

処方例

デカドロン（デキサメタゾン，エリキシル：0.01％，錠：0.5mg）
0.3〜0.6mg/kg/日，分1，経口投与

■処方のポイント
発症早期に投与した場合，入院を回避できる可能性がある．

■Evidence
- 吉原重美，他．小児の咳嗽診療ガイドライン．診断と治療社; 2014. p.103-4.

■Pitfall/MEMO
鼻汁吸引，高張食塩水吸入，酸素投与や輸液を行う．重症の場合には呼吸管理が必要になるため常に入院治療を念頭に診療に当たる．中枢性鎮咳薬，抗ヒスタミン薬は喀痰排出困難になるため投与しない．

4 ▶▶ クループ症候群

処方例

①**ボスミン**（アドレナリン，外用液：0.1％）
　1回ボスミン外用液 0.2mL ＋ 生理食塩水 2mL を吸入
②**デカドロン**（デキサメタゾン，エリキシル：0.01％，錠：0.5mg）
　0.3〜0.6mg/kg/日，分1，経口投与

■ 処方のポイント
①**ボスミン**：末梢血管を収縮し喉頭粘膜の充血・腫脹を軽減する．30分以上あけて反復投与も可能である．
②**デカドロン**：抗炎症作用にて再燃を予防する．

■ Evidence
- 尾内一信, 他. 小児呼吸器感染症ガイドライン. 協和企画; 2011. p.19-20.
- 吉原重美, 他. 小児の咳嗽診療ガイドライン. 診断と治療社; 2014. p.108-10.

■ Pitfall/MEMO
- 犬吠様咳嗽，嗄声，吸気性喘鳴から診断は容易であるが，高度狭窄から呼吸不全になり気管挿管となる例もあるので注意が必要．
- 上記治療で酸素飽和度が94％以下の症例は入院治療とする．
- 麻薬性鎮咳薬は呼吸抑制をきたしやすく，抗ヒスタミン薬は気管粘膜を乾燥させるため使用を控える．

5 ▶▶ 中耳炎

処方例

① **カロナール** (アセトアミノフェン, 細粒: 20%, 50%, 錠: 200mg, 300mg)
耳痛, 発熱時に1回10〜15mg/kg経口投与, 4〜6時間以上あけて1日3回まで使用可

② **ワイドシリン** (アモキシシリン, 細粒: 10%, 20%)
軽症例40mg/kg/日, 分3, 経口投与, 重症例倍量投与

③ **クラバモックス** (アモキシシリン・クラブラン酸, 配合ドライシロップ: 1.01g中にアモキシシリン水和物600mg, クラブラン酸カリウム42.9mg含有)
アモキシリン水和物として90mg/kg/日, 分2, 食直前, 経口投与

④ **メイアクト** (セフジトレンピボキシル, 細粒: 10%, 錠: 100mg)
軽症例9mg/kg/日, 分3, 効果がなければ18mg/kg/日, 分3, 経口投与

■ 処方のポイント

最初の3日間は経過観察し, 改善がなければ, 重症度分類の軽症例にはワイドシリン常用量を投与開始する. 3日間投与し改善がなければ倍量投与か③または④に変更する. 重症例は鼓膜切開が必要.

■ Evidence

- 工藤典代, 他. 小児急性中耳炎診療ガイドライン. 2013年版. 金原出版; 2013. p.71-2.

■ Pitfall/MEMO

安易に抗菌薬投与は行わず, 投与前には必ず上咽頭あるいは耳漏の細菌検査を行う. ピボキシル基を有する抗菌薬 (メイアクト, フロモックス, トミロン, オラペネム) の長期投与による二次性カルニチン欠乏症の発症に注意する.

6 ▶▶ 副鼻腔炎

処方例

① **ムコダイン**（カルボシステイン，ドライシロップ：50％，シロップ：5％，錠：250mg，500mg）
30mg/kg/日，分3，経口投与
② **ワイドシリン**（アモキシシリン，細粒：10％，20％）
軽症例 40mg/kg/日，分3，経口投与，重症例倍量投与
③ **メイアクト**（セフジトレン・ピボキシル，細粒：10％，錠：100mg）
18mg/kg/日，分3，経口投与
④ **オラペネム**（テビペネム・ピボキシル，細粒：10％）
8mg/kg/日，分2，経口投与

■ **処方のポイント**

① **ムコダイン**：粘液繊毛輸送能改善作用，粘膜正常化作用．
急性副鼻腔炎の軽症例に対して①で5日間経過観察し改善なければ②を5日間投与．効果なし，または，耐性菌リスクがあれば③を投与．投与期間は7～10日間．効果がなければ④に変更する．中等症以上には鼻処置が必要．

■ **Evidence**

- 山中 昇, 他. 急性鼻副鼻腔炎診療ガイドライン 2010. 日鼻誌. 2010; 49: 49-104.

■ **Pitfall/MEMO**

- 抗菌薬投与前には，鼻汁細菌検査を行う．マクロライド系抗菌薬は起炎菌である肺炎球菌およびインフルエンザ菌の耐性化のリスクから第1選択薬にはならない．
- 耐性菌リスク：2歳未満，1か月以内の抗菌薬投与，5日以内の入院，合併症，併存症，免疫不全

7 気管支喘息発作

処方例

A 学童

①**メプチンエアー**（プロカテロール塩酸水和物，エアー：10μg 吸入 100回，キッドエアー：5μg 吸入 100回）
小児適応で発作時に吸入．原則1回2吸入，20〜30分で反復可能であるが，1日4回まで．

②**メプチンミニ**（プロカテロール塩酸水和物，錠：25μg）
6歳から適応．1回1錠就寝前，あるいは1日2回朝・就寝前経口投与．症状，体重で増減．

③**プレドニン**（プレドニゾロン，錠：1mg，5mg，散：1%）
0.5〜1mg/kg/日，分2または分3，経口投与

B 乳幼児

①**インタール**（クロモグリク酸ナトリウム吸入液：1アンプル 20mg），**メプチン**（プロカテロール塩酸水和物吸入液：0.01%，ユニット：0.3mL，0.5mL）
メプチン1回0.3mL．発作時にインタール1アンプルに混合してネブライザーで吸入．1日4回まで

②**ベネトリン**（サルブタモール硫酸塩，シロップ：0.04%）
0.5mL/kg/日，分3，経口投与

③**リンデロン**（ベタメタゾン，シロップ：0.01%）
0.5mL/kg/日，分2，経口投与

■ **処方のポイント**
初回の喘鳴のときには医師の診療を受け，気管支喘息の診断が必要である．

■ **Evidence**
- 日本小児アレルギー学会．小児気管支喘息治療管理ガイドライン2012．協和企画；2011．

■ **Pitfall/MEMO**
自宅で小発作が続く場合，β_2刺激薬の吸入をする．1日4回まで吸入しても発作が続く場合は救急外来を受診する．

1 インフルエンザ

1 ▶▶ インフルエンザ

> ①**タミフル**（オセルタミビル，ドライシロップ：3%，カプセル：75mg）4mg/kg/日，分2，5日間，経口投与．1回最高用量75mg
> ②**リレンザ**〔ザナミビル，吸入（ドライパウダー）：1ブリスター 5mg〕1回10mg（2ブリスター），1日2回吸入，5日間
> ③**イナビル**（ラニナミビル吸入粉末剤：20mg）10歳未満20mgを単回吸入，10歳以上40mgを単回吸入
> 内服・吸入ができないとき
> ④**ラピアクタ**（ペラミビル，点滴用バイアル：150mg，点滴用バッグ：300mg）10mg/kgを15分以上かけて単回点滴静注

■ **処方のポイント**
- 内服・吸入・点滴と4つの薬剤があるが，患児にとって最も確実に投与できる薬剤を選択する．
- 発症から2日以内の投与開始が望ましい．

■ **Evidence**
- 小児呼吸器感染症診療ガイドライン2011．協和企画; 2011. p.71-4.

■ **Pitfall/MEMO**
- **タミフル**は「10歳代の患者には原則として使用を差し控えること」と添付文書の記載がある．
- **タミフル**は「1歳未満の患児に対する安全性が確立していない」と添付文書に記載があり，処方医の裁量にまかされている．
- 予防薬として**タミフル**を用いる場合は2mg/kg，**リレンザ**を用いる場合は2ブリスターを1日1回，10日間使用できる．10歳以上で**イナビル**を用いて予防する場合は1日1回20mgを2日間吸入する．
- 解熱薬として**ボルタレン**，**ポンタール**はインフルエンザ脳症との関連から使用すべきではない．
- 学校保健安全法施行規則により，出席停止期間は「発症後5日を経過し，かつ解熱した後2日（幼児は3日）を経過するまで」である．

2 ▶▶ 麻疹

処方例

① **カロナール**（アセトアミノフェン，細粒：20％，50％，錠：200mg，300mg）発熱時，1回10～15mg/kg経口投与，4～6時間以上あけて1日3回まで使用可

② **アスベリン**（チペピジンシロップ：0.5％，散：10％，錠10mg，20mg）1～2mg/kg/日，分3，0.4mL/kg/日，分3（シロップ），経口投与

③ **ムコダイン**（L-カルボシステインシロップ：5％，散：50％，錠：250mg，500mg）30mg/kg/日，分3，0.6mL/kg/日，分3（シロップ），経口投与

細菌感染が疑われたら

④ **フロモックス**（セフカペン，小児用細粒：10％，錠：75mg，100mg）9mg/kg/日，分3，経口投与

■ 処方のポイント

対症療法が中心であるが，麻疹は細菌感染を合併しやすい．細菌感染が疑われる場合は速やかに抗菌薬を投与することが望ましい．

■ Evidence

- 小児呼吸器感染症診療ガイドライン2011．協和企画; 2011. p.77-9.

■ Pitfall/MEMO

- 感染症法上，5類感染症全数把握疾患に指定されている．医師は麻疹と臨床診断したら，7日以内（可能な限り24時間以内）に最寄りの保健所に届けなければならない．
- 日本は2015年にWHOから麻疹の排除状態にあると認定された．
- 麻疹の排除状態を維持するためには，ワクチンを1歳と小学校入学前の1年間に接種することが重要である．
- 麻疹患者と接触したら，72時間以内にワクチンを緊急接種するか，免疫グロブリンを6日以内に投与すると，予防あるいは軽症化が期待できる．
- 出席停止期間は「解熱した後3日を経過するまで」である．

3 風疹

3 ▶▶ 風疹

 処方例

> **カロナール**（アセトアミノフェン，細粒：20%，50%，錠：200mg，300mg）
> 発熱時，1回10〜15mg/kg 経口投与，4〜6時間以上あけて1日3回まで使用可

■ **処方のポイント**
対症療法である．

■ **Evidence**
- 日本小児感染症学会，編．日常診療に役立つ小児感染症マニュアル．東京医学社; 2012. p.296-303.

■ **Pitfall/MEMO**
- 感染症法上，5類感染症全数把握疾患に指定されている．風疹と診断した医師は7日以内（可能な限り24時間以内）に保健所に届けなければならない．
- 妊娠初期に感染すると胎児に先天性風疹症候群（心奇形・感音性難聴・白内障）を起こす可能性がある．妊娠1か月で50%以上，順次漸減し，4か月で8%といわれている．
- 風疹の罹患歴（過去に検査診断で確定したものに限る）または予防接種歴を確認できない者に対しては抗体検査やワクチン接種が勧められる．なお抗体価が低値（HI法で16倍以下）の場合はワクチンを接種したほうがよい．
- 風疹患者と接触したら，72時間以内にワクチンを緊急接種すると軽症化するという報告もあるがエビデンスに乏しい．
- 出席停止期間は「発疹が消失するまで」である．

4 ▶▶ 水痘・帯状疱疹

処方例

①**ゾビラックス**（アシクロビル，顆粒：40％，錠：200mg，400mg）
アシクロビルとして 80mg/kg/ 日，分 4，5 日間経口投与（1 日最高用量 3,200mg）

②**バルトレックス**（バラシクロビル，顆粒：50％，錠：500mg）
バラシクロビルとして 75mg/kg/ 日，分 3，5 日間経口投与（1 日最高用量 3,000mg）

③**カチリ**（フェノール・亜鉛華リニメント，軟膏）
20g，適宜塗布

■ 処方のポイント
発疹の出現から 72 時間以内に治療を開始することが望ましい．

■ Evidence
・日本小児感染症学会，編．日常診療に役立つ小児感染症マニュアル．東京医学社; 2012. p.318-26.

■ Pitfall/MEMO
・水痘の入院例に関しては感染症法上，7 日以内に届けなければならない．
・アスピリンなどのサリチル酸製剤は Reye 症候群との関連から使用は禁忌である．
・2014 年 10 月からワクチンが定期接種化された．1 歳になったら 1 回目を，6 か月以上開けて（3 歳までに）2 回目の接種を勧めたい．
・水痘の患者と接触して 72 時間以内にワクチンを緊急接種した場合，多くは予防可能であり発症しても軽症で済む．アシクロビルを曝露後 8 日目から 7 日間予防内服（自費）する方法もある．
・出席停止期間は「すべての発疹が痂皮化するまで」である．

5 ▶▶ ムンプス（流行性耳下腺炎）

> **処方例**
>
> **カロナール**（アセトアミノフェン，細粒：20％，50％，錠：200mg，300mg）
> 発熱時，1回10〜15mg/kg経口投与，4〜6時間以上あけて1日3回まで使用可

■処方のポイント
対症療法である．

■Evidence
- 日本小児感染症学会，編．日常診療に役立つ小児感染症マニュアル．東京医学社; 2012. p.304-11.

■Pitfall/MEMO
- 合併症で最も重要なものは無菌性髄膜炎である．全身状態が不良である場合は入院が必要である．
- 難聴（頻度は諸説ある）は片側性のことが多いが難治性である．思春期以降の男子では精巣炎があるが，生殖不能になることはまれである．
- 流行性耳下腺炎の患者と接触した場合にワクチンを緊急接種しても予防できる可能性は低い．
- 出席停止期間は「耳下腺，顎下腺または舌下腺の腫脹が始まった後5日を経過し，かつ，全身状態が良好となるまで」である．

6 ▶▶ アデノウイルス感染症

処方例

A 咽頭結膜熱の場合
カロナール (アセトアミノフェン, 細粒: 20%, 50%, 錠: 200mg, 300mg)
発熱時, 1回 10〜15mg/kg 経口投与, 4〜6時間以上あけて1日3回まで使用可

B 胃腸炎の場合
ラックビー N (ビフィズス菌, 散: 1%)
0.1g/kg/ 日, 分3, 経口投与

■ **処方のポイント**
対症療法である.

■ **Evidence**
- 日本小児感染症学会, 編. 日常診療に役立つ小児感染症マニュアル. 東京医学社; 2012. p.406-15.

■ **Pitfall/MEMO**
- アデノウイルスは現在50種類を超える血清型があるとされ, 型によって扁桃炎, 咽頭結膜熱, 流行性角結膜炎, 胃腸炎, 出血性膀胱炎など様々な疾患を引き起こす.
- 胃腸炎の場合, 腸重積の発症が他の胃腸炎に比べて多い.
- 出席停止期間は, 咽頭結膜熱の場合「主要症状が消褪した後2日を経過するまで」, 流行性角結膜炎の場合「感染のおそれがないと認めるまで」となっている.

7 ▶▶ EB ウイルス感染症

①**カロナール**（アセトアミノフェン，細粒：20％，50％，錠：200mg，300mg）
発熱時，1 回 10～15mg/kg 経口投与，4～6 時間以上あけて 1 日 3 回まで使用可
②気管挿管や気管切開を要するような緊急呼吸器症状を有するとき
プレドニン（プレドニゾロン，錠：1mg，5mg，散：1％，注：10mg，20mg）
2mg/kg/ 日，分 2 または分 3，経口投与あるいは点滴静注

■ 処方のポイント

- 抗ウイルス薬としてのアシクロビルの投与は，急性期の症状を軽減するという報告もあるが，メタ解析では否定的である．現在，免疫不全状態の患者に対するバラシクロビルやガンシクロビルの臨床研究が進行中である．
- 伝染性単核症患者に対するプレドニゾロンなどのステロイド薬の使用は，咽頭痛の軽減などに有効であるとの報告もあるが，コクラン・レビューにおいて十分な有効性は示されてはいない．ただ，気管挿管や気管切開を要するような緊急呼吸器症状を有する患者では試みるべき治療である．

■ Evidence

- 抗ウイルス薬の効果のレビュー：Lennon P, et al. BMJ. 2015; 350: h1825.
- ステロイド薬のコクラン・レビュー：Rezk E, et al. Cochrane Database Syst Rev. 2015; 11: CD004402.

■ Pitfall/MEMO

ペニシリン系抗菌薬の使用で発疹が出現することはよく知られており，同様の症状をきたす溶連菌感染症や化膿性リンパ節炎との鑑別は特に重要である．

8 ▶▶ 溶血性連鎖球菌感染症

処方例

①**サワシリン**（アモキシシリン，カプセル：125mg, 250mg, 錠：250mg, 細粒：10％）
30〜50mg/kg/日，分2〜3, 10日間経口投与
年齢，症状により適宜増減，1日量として最大90mg/kgを超えない．

②**エリスロシン**（エリスロマイシン，ドライシロップ：10％，ドライシロップW：20％，W顆粒：20％，錠：100mg, 200mg）
40mg/kg/日，分2〜4, 10日間経口投与．年齢，症状により適宜増減，ただし，小児用量は成人量（800〜1,200mg/日）を上限とする．

■ 処方のポイント

①**サワシリン**：A群溶血性連鎖球菌による咽頭・扁桃炎における第1選択薬はペニシリン系抗菌薬である．

②**エリスロシン**：ペニシリンアレルギーがある場合に処方する．

■ Evidence

- **サワシリン**：尾内一信．小児感染免疫．2012; 24: 297-302.
- **エリスロシン**：松原啓太．日小医会報．2013; 46: 169-71.

■ Pitfall/MEMO

- **サワシリン**：海外では，アモキシシリン50mg/kg/日，分1, 10日間が有用との報告やアモキシシリン100mg/kg/日，分2, 5日間の試みもある．
- **エリスロシン**：わが国における最近の報告によるとA群溶血性連鎖球菌耐性エリスロマイシンの割合が40〜50％に上がっている．そのためペニシリンアレルギー患児に処方したマクロライド系薬剤の効果がないときには，セフェム系薬剤などの使用を考慮する必要がある．

9 ヘルパンギーナ，手足口病

処方例

カロナール（アセトアミノフェン，細粒：20％，50％，錠：200mg，300mg）
発熱時，1回10〜15mg/kg経口投与，4〜6時間以上あけて1日3回まで使用可

■ **処方のポイント**

手足口病では手・足・口内・臀部に，またヘルパンギーナでは口腔内に発疹や潰瘍を認めるが，それに対する治療薬はない．口内病変のために水分摂取が不良となることがあるため，熱いものや酸味のあるものを避けて摂取するよう助言する．ヘルパンギーナでは嘔吐や腹痛も出現することがある．発熱や頭痛に対しては**カロナール**を用いてもよい．

■ **Evidence**
- 日本医師会, 編. 感染症の診断・治療ガイドライン. 2004.

■ **Pitfall/MEMO**
- エンテロウイルス属のさまざまなウイルスにより引き起こされるが，コクサッキーAウイルスによるものが最も多い．
- 飛沫感染もしくは糞口感染（手足口病では水疱内容からの直接感染）で，便中には感染後1〜4週間にわたりウイルスが排出される．
- まれに髄膜炎を合併することがあるため注意を要する．

10 ▶▶ 伝染性紅斑

処方例

原因ウイルスに対する有効な治療薬はなく，対症療法となる．

A 瘙痒感に対して
ポララミン （d-クロルフェニラミンマレイン酸塩，シロップ：0.04％，1mL 中 0.4mg）
0.25mL/kg/ 日（0.1mg/kg/ 日），分 3，経口投与

B 発熱や関節痛に対して
カロナール （アセトアミノフェン，細粒：20％，50％，錠：200mg，300mg）
発熱時，1 回 10～15mg/kg 経口投与，4～6 時間以上あけて 1 日 3 回まで使用可

■ 処方のポイント

免疫不全症患者では持続感染により，また遺伝性の溶血性貧血患者では通常感染により強度の貧血を呈し輸血が必要になることがある．このためこれらの患者には免疫グロブリンの投与が有効なことがある．

■ Evidence

- 日本医師会, 編. 感染症の診断・治療ガイドライン. 2004.

■ Pitfall/MEMO

ヒトパルボウイルス B19（human parvovirus B19）が原因ウイルスで，飛沫もしくは接触感染により発症，幼児・学童に好発する．両頬の蝶形紅斑を特徴とし腕や足にも両側性にレース状の紅斑を呈する．関節痛や関節炎を合併することがある．紅斑の時期にはほとんど感染力がないため，二次感染の予防はできない．

11 ▶▶ 単純ヘルペス感染症

処方例

①軽症の皮膚病変の場合：**ゾビラックス軟膏**（アシクロビル，軟膏：8％，5g）もしくは**アラセナ-A軟膏**（ビダラビン，軟膏：3％ 2g，5g，クリーム：3％ 2g，5g）を塗布
②中等症：**ゾビラックス**（アシクロビル，顆粒：50％，錠：500mg）5～10mg/kg/回，1日4回，5～7日間，経口投与
③ヘルペス脳炎などの重症例や免疫不全患者，内服困難な場合：**ゾビラックス**（アシクロビル，点滴静注用：250mg）を10～20mg/kg/回，1日3回，14～21日間で点滴静注し，効果が思わしくない場合には**アラセナ-A**（ビタラビン，点滴静注用：300mg）に変更する．

■ 処方のポイント
- アシクロビルは腎排泄性のため腎機能が低下している場合は投与間隔を延長するかまたは減量するなど注意が必要である．
- また，生物学的利用能が低いため，頻回の投与を必要とする．

■ Evidence
- 日本神経感染症学会．単純ヘルペス脳炎診療ガイドライン．2004.
- ネルソン小児科学．原著第19版．エルゼビア・ジャパン；2015. p.1284-91.

■ Pitfall/MEMO
単純ヘルペスウイルス（HSV：Herpes simplex virus）は感染力が強く，粘膜・皮膚表面の直接接触により感染する．初感染後は神経節に潜伏し再活性化する．

12 ▶▶ 突発性発疹症

処方例

原因ウイルスに対する有効な治療薬はなく，対症療法となる．
カロナール（アセトアミノフェン，細粒：20％，50％，錠：200mg，300mg）
発熱時，1回 10〜15mg/kg 経口投与，4〜6時間以上あけて1日3回まで使用可

■処方のポイント

水分補給の維持と安静が治療の主体であるが，発熱の影響で不快感を示す場合は解熱薬（**カロナール**）を使用してもよい．解熱とともに鮮紅色の斑丘疹が体幹を中心に顔面，四肢に出現するが，これに対しても治療は要さず，経過観察でよい．

■ Evidence

- 日本医師会，編．感染症の診断・治療ガイドライン．2004．

■ Pitfall/MEMO

- 小児バラ疹ともよばれ，Human herpesvirus 6（HHV6）が主な原因だが，HHV7 や Echo virus 16 によるものも含まれる．
- 生後初めての高熱として本症に罹患することが多いため，親の不安は大きい．
- 熱性けいれんを合併することがあるが，反復することが少ないため抗けいれん薬は使用しない．ただし，重篤な合併症として脳炎・脳症を発症することがあり，約半数が神経学的後遺症を残すため，注意が必要である．

13 ▶▶ 結核

処方例

①**イスコチン** (イソニアジド，原末: 100%，錠: 100mg)
　10mg/kg/日，分 1，経口投与 (最高用量 400mg/日)
②**リファジン** (リファンピシン，カプセル: 150mg)
　10mg/kg/日，分 1，経口投与 (最高用量 450mg/日)
③**ピラマイド** (ピラジナミド，原末: 99%以上)
　30mg/kg/日，分 1，経口投与 (最高用量 1200mg/日)

■処方のポイント

①**イスコチン**：潜在性結核感染の治療 (従来の予防投与) では単独で 6 か月間投与する．小児肺結核の 6 か月間の標準治療では，初期 2 か月に②，③との 3 剤，その後の 4 か月に②との 2 剤を投与する．

②**リファジン**：単独投与することはなく，6 か月間投与する．

③**ピラマイド**：単独投与することはなく，初期の 2 か月間投与する．

■Evidence

- 小児呼吸器感染症診療ガイドライン作成委員会，編. In: 尾内一信，他. 小児呼吸器感染症診療ガイドライン 2011. 協和企画; 2011. p.84-7.

■Pitfall/MEMO

- **イスコチン**：ビタミン B_6 欠乏症 (けいれん発作，皮膚炎，四肢麻痺，感覚過敏，意識障害，貧血) を起こすので，アデロキザール散 (ピリドキサール，散: 7.8%) 1mg/kg を併用する．
- **リファジン**：5%以上に胃腸障害 (食欲不振，悪心，嘔吐，胃痛など) を起こすので，朝食前空腹時に投与する．
- **ピラマイド**：重篤な肝障害が現れることがあるので，定期的に肝機能検査を行い，異常があれば直ちに投与を中止する．

14 百日咳

処方例

① **クラリス**（クラリスロマイシン，ドライシロップ：10％，錠：50mg，200mg）
10～15mg/kg/日，分2～3，7日間経口投与

② **エリスロシン**（エリスロマイシン，ドライシロップ：10％，20％錠：100mg）
40～50mg/kg/日，分4，14日間経口投与

③ **ジスロマック**（アジスロマイシン，細粒：10％，カプセル：100mg，錠：250mg）
10mg/kg/日，分1，5日間経口投与

■ **処方のポイント**

① **クラリス**：症状改善効果は低いが，周囲への感染予防のために重要である．5～7日で除菌できる．

② **エリスロシン**：安価である．

③ **ジスロマック**：米国疾病対策センター（CDC）は，他の2剤では肥厚性幽門狭窄症を発症するリスクがあるため，新生児期や乳児期の予防や治療には本剤を用いることを推奨している．

■ **Evidence**

- 小児呼吸器感染症診療ガイドライン作成委員会，編．In：尾内一信，他．小児呼吸器感染症診療ガイドライン2011．協和企画 2011；p.79-83．

■ **Pitfall/MEMO**

- **クラリス**：生後3か月未満の百日咳患者は，無呼吸発作が頻発し，死亡することがある．百日咳毒素による特徴的な発作性の咳き込みや吸気性笛声（レプリーゼ）が生じる．症状軽減効果は症状出現前の曝露期に有効である．
- **エリスロシン**：耐酸性，組織移行性，半減期の面でクラリスに劣る．
- **ジスロマック**：わが国では，百日咳に保険適用はない．

15 ▶▶ マイコプラズマ感染症

処方例

① **クラリシッド**（クラリスロマイシン，ドライシロップ：10％，錠：50mg，200mg）
10〜15mg/kg/日，分2〜3，経口投与
② **オゼックス**（トスフロキサシン，細粒：15％，錠：75mg，150mg）
12mg/kg/日，分2，経口投与
③ **ミノマイシン**（ミノサイクリン，顆粒：2％，錠：50mg，100mg）
9歳以上の小児に2〜4mg/kg/日，分1〜2，経口投与

■ 処方のポイント

① **クラリシッド**：βラクタム系抗菌薬は無効であり第1選択となる．10〜14日間投与する．リボゾーム50Sサブユニットに作用し静菌的に作用．
② **オゼックス**：小児に適応のあるニューキノロン系抗菌薬．DNA合成を阻害．
③ **ミノマイシン**：リボゾーム30Sサブユニットに作用し静菌的に作用．

■ Evidence

- 小児呼吸器感染症診療ガイドライン作成委員会，編．小児呼吸器感染症診療ガイドライン2011追補版（平成25年2月19日）．http://www.jspid.jp/pub/sguideline/2011_tsuihoban.pdf

■ Pitfall/MEMO

- **クラリシッド**：オレンジジュースなど酸性飲料で服用すると苦味が増す．アイスクリームに混ぜると服用しやすい．耐性化が進み，3日間投与して無効であれば，**オゼックス**あるいは**ミノマイシン**に変える．
- **オゼックス**：関節炎，腱炎を生じることがある．
- **ミノマイシン**：8歳以下では歯牙沈着し永久歯が黄染するリスクがある．

16 ▶▶ クラミジア感染症

処方例

① **クラリス**（クラリスロマイシン，ドライシロップ：10％，錠：50mg, 200mg）
10～15mg/kg/日，分2～3，経口投与
② **ジスロマック**（アジスロマイシン，ドライシロップ：10％　カプセル：100mg，錠：250mg, 500mg）
10mg/kg/日，分1，3日間経口投与．性的クラミジア感染症には，2,000mgを単回経口投与
③ **オゼックス**（トスフロキサシン，細粒：15％，錠：75mg, 150mg）
12mg/kg/日，分2，経口投与
④ **クラビット点眼液**（レボフラキサシン，点眼液：0.5％，1.5％）
1回1滴1日3回点眼

■ **処方のポイント**
①**クラリス**：クラミジア・トラコマチス，オーム病クラミジア，クラミジア肺炎の第1選択となる．
②**ジスロマック**：性的クラミジア感染症に単回投与のため優れる．
③**オゼックス**：マクロライド系抗菌薬が無効のとき投与．
④**クラビット点眼液**：7日間は点眼する．

■ Evidence
- 山崎　勉．綜合臨牀．2004; 53: 369-70.

■ Pitfall/MEMO
- **クラリス**：オレンジジュースなど酸性飲料で服用すると苦味が増す．アイスクリームに混ぜると服用しやすい．母体がクラミジア・トラコマチス無治療で分娩に至った場合は，18～50％の児が結膜炎，3～18％の児が肺炎に罹患する．
- **ジスロマック**：クラミジア肺炎に，欧米のガイドラインではクラミジア肺炎に5日間投与を推奨．
- **オゼックス**：関節炎，腱炎を生じることがある．
- **クラビット点眼液**：痒みや刺激症状などが生じることがある．

17 ウイルス性胃腸炎(ノロウイルス,ロタウイルス)

17 ▶▶ ウイルス性胃腸炎(ノロウイルス,ロタウイルス)

処方例

①**ソリタT配合顆粒2号**(内服用電解質剤,1包:4g)
　1包を水100mLに溶かし,1回20mLから経口投与
②**ビオフェルミン**(ラクトミン,配合散:1g中6mg含有)
　0.1〜0.2g/kg/日,分3,経口投与
③**ナウゼリン**(ドンペリドン,ドライシロップ:1%,坐剤:10mg,30mg)
　ドライシロップは1mg/kg/日,分3,経口投与(最高用量30mg/日)
　坐剤は,3歳未満では1回10mg,3歳以上では1回30mg,挿肛

■ **処方のポイント**
① **ソリタT配合顆粒2号**:嘔吐がないことを確かめながら,30分〜1時間毎に,漸次増量し投与する.30〜50mL/kg/日を目安にする.
② **ビオフェルミン**:腸内細菌叢の正常化をはかり,整腸作用をあらわす.
③ **ナウゼリン**:制吐薬の使用は近年推奨されていない.

■ **Evidence**
- 金子一成.小児科臨床.2008; 61: 13-23.
- 虫明聡太郎.小児内科.2014; 46: 40-4.

■ **Pitfall/MEMO**
- **ソリタT配合顆粒2号**:水100mLで溶解後,Na^+60,K^+20,Mg^{2+}3,Cl^-50 (mEq/L),蔗糖3%,ブドウ糖0.16%などとなる.
- **ビオフェルミン**:蔗糖を含む.
- **ナウゼリン**:嘔吐は通常短期間でおさまる.おさまらない場合は,高ケトン血症やイレウス,腸重積などを考慮する.

18 ▶▶ 細菌性腸炎

処方例

①**ミヤBM**（*Clostridium butyricum* 細粒: 1g 中 6mg 含有）
　0.1〜0.2g/kg/ 日，分 3，経口投与
②**ホスミシン**（ホスホマイシン，ドライシロップ: 20%，40%，錠:
　250mg，500mg）
　40〜120mg/kg/ 日，分 3，経口投与
③**ジスロマック**（アジスロマイシン，ドライシロップ: 10%，カプセ
　ル: 100mg，錠: 250mg）
　10mg/kg/ 日，分 1，3 日間経口投与
④**フラジール**（メトロニダゾール，錠: 250mg）
　30mg/kg/ 日（上限 750mg），分 3，経口投与

■処方のポイント
①**ミヤBM**: 大部分は，経口補水液と整腸薬の投与で改善する.
②**ホスミシン**: 日常的な抗菌薬の使用は慎む.
③**ジスロマック**: カンピロバクター腸炎に投与する.
④**フラジール**: アメーバ赤痢，偽膜性腸炎に投与する.

■Evidence
• Tajiri H. Int J Antimicrob Agents. 2015; 46: 586-9.

■Pitfall/MEMO
• **ミヤBM**: 偽膜性腸炎の発症を妨げるとされる.
• **ホスミシン**: 国内で腸管出血性大腸菌による集団感染の発症時に，ホスミシンを含む抗菌薬が使用された結果，抗菌薬を下痢発症早期（特に 2 日以内）に使用した群の溶血性尿毒症症候群発症率は抗菌薬を使用しなかった群と比較して低値であった.
• **ジスロマック**: わが国の保険適用は 3 日間である.
• **フラジール**: *Clostridium difficile* 抗原は 1 歳未満の正常乳児の 70% に検出される. 内視鏡検査で，偽膜性腸炎が証明された場合に投与する.

19 伝染性膿痂疹

19 ▶▶ 伝染性膿痂疹

 処方例

① **フシジンレオ**（フシジン酸，軟膏：2%），**アクアチム**（ナジフロキサシン，軟膏：1%，10g，100g，クリーム：1%，10g，100g），**テラ・コートリル**（オキシテトラサイクリン・ヒドロコルチゾン，軟膏：5g，25g），塗布

② **ワイドシリン，サワシリン**（アモキシシリン，細粒：20%，錠・カプセル：250mg）
25〜50mg/kg/日，分3，経口投与（最高用量 90mg/kg/日）
セフゾン（セフジニル，細粒小児用：10%，カプセル：50mg，100mg）
9〜18mg/kg/日，分3，経口投与（最高用量 300mg/日）
ファロム（ファロペネム，ドライシロップ：10%，錠：150mg，200mg）
15〜30mg/kg/日，分3，経口投与（最高用量 900mg/日）

③ **ザイザル**（レボセチリジン，シロップ：0.05%）
6か月〜1歳未満 2.5mL/日，分1，1〜7歳未満 5mL/日，分2，7〜15歳未満 10mL/日，分2，経口投与

■ **処方のポイント**

- 皮疹が限局している場合は抗菌薬含有外用剤を用いる．バクトロバン鼻腔用軟膏（ムピロシン）はわが国での適応症は MRSA 保菌者の鼻腔内除菌のみであり，耐性獲得の点から本症の治療には安易に用いない．
- 範囲が広く変化が強い場合には経口抗菌薬を用いるが，MRSA にはいずれも無効である．改善傾向があれば 3〜5 日間程度で中止する．効果がない場合はクラバモックス（アモキシシリン・クラブラン酸合剤 96.4mg/kg/日，分2 に変更する．
- 掻破により拡大・悪化するため，適宜経口抗アレルギー薬を用いて瘙痒感を緩和する．

19 伝染性膿痂疹

■ Evidence
- Hartman-Adams H, et al. Am Fam Physician. 2014; 90: 229-65.

■ Pitfall/MEMO
基本的には外用抗菌薬とスキンケアである．病変部皮膚を石鹸で洗ってよく流し，清潔に保つ．消毒薬は粘膜面や皮膚損傷部位を障害する作用も有するので使用しない．ステロイド外用薬の効果については意見が分かれている．なお，経口抗菌薬の有効性評価，比較試験はほとんど行われていない．アトピー性皮膚炎を有する児では悪化・再燃しやすいため，原疾患の治療の継続とスキンケアなどの生活指導が必要である．

CHAPTER

2

感染症

20 ▶▶ 伝染性軟属腫

処方例

①**ペンレステープ**（リドカイン貼付剤，1枚中リドカイン18mg含有）
リドカインとして1回最大36mg（2枚）までを摘除予定部位に約1時間貼付する．

②**ヨクイニン**（ヨクイニンエキス，錠：18錠中にヨクイニンエキス2.0gを含有，散：6.0g中にヨクイニンエキス2.0gを含有）
成人量9〜18錠/日，3.0〜6.0g/日，分3，経口投与．年齢，症状に応じて適宜増減する．

■ 処方のポイント

①**ペンレステープ**：物理的摘除時の痛みの軽減を目的とする局所麻酔薬である．有効性を得るため密着させて貼り，摘除にはトラコーマ鉗子を用いる．

②**ヨクイニン**：ハトムギの種子を乾燥させたもので，末梢血NK細胞活性を上昇させ，全身的免疫賦活によって疣贅局所の免疫反応の活性が高まり，軟属腫が消褪すると考えられている．

■ Evidence
- Watanabe T, et al. J Infect Dis. 1998; 177: 284-92.
- 江川清文・疣贅，軟属腫. MD Derma. 2004; 93: 85-93.

■ Pitfall/MEMO

放置しても6か月から2年で自然消褪する．鉗子による摘除が治療の基本であるが，痛みを伴うことから放置を含めた治療の選択は個々の症例に応じて行う．

- **ペンレステープ**：あくまでも麻酔薬であり，患児・保護者への十分な説明が必要である．ショック，アナフィラキシーなどが生じた場合に備えておく．

- **ヨクイニン**：効果発現までの時間は様々であり，自然経過との差異を判断しにくい場合がある．錠剤は幼児でも噛み砕いて内服が可能である．

21 ▶▶ 無菌性髄膜炎

処方例

> **ゾビラックス** (アシクロビル, 注: 250mg)
> 新生児期単純ヘルペス (HSV) 性髄膜炎の場合は 15〜20mg/kg/回, 乳児期以降では 5〜10 mg/kg/回（上限量 20mg/kg/回）を1日3回8時間毎に点滴静注する. 投与量に相当する量を1バイアル当たり 100mL 以上の補液で希釈し, 1時間以上かけて投与する. 水痘帯状疱疹ウイルス (VZV) による髄膜炎では 5 mg/kg/回を同様に投与する.

■処方のポイント

HSV あるいは VZV による髄膜炎が疑われる場合は, アシクロビルによる治療が可能である. 入院の上, 早急にアシクロビル投与を開始する. 速やかに臨床症状が消失する場合は7日間の投与で中止, 状態に応じて投与期間の延長は可能である. HSV・VZV が否定できた場合は速やかに中止する.

■Evidence

- Binetruy C, et al. Med Mal Infect. 2008; 38: 141-5.
- Kumar R. Indian J Pediatr. 2005; 72: 57-63.

■Pitfall/MEMO

- 上記以外の無菌性（ウイルス性）髄膜炎は特異的治療はなく, 安静臥床と対症療法が基本である. 髄液採取することで, 減圧によって頭痛・嘔気・嘔吐を軽減できる. 脳炎を示唆する所見がなければ脳圧降下薬は使用しない.
- **ゾビラックス**は, 副作用として, アナフィラキシーショック, 汎血球減少, 無顆粒球症, 急性腎不全, 精神神経症状, 中毒性表皮壊死融解症, 間質性肺炎, 肝機能障害などがある. 投与中は血液検査と尿量測定を行い, 好中球数減少が続く場合, 腎不全を伴う場合は減量する.

22 ▶▶ 細菌性髄膜炎

処方例

①新生児: **ビクシリン**（アンピシリン, 注: 0.25g, 0.5g, 1g, 2g）150〜200mg/kg/日, 分3〜4＋**セフォタックス**（セフォタキシムナトリウム, 注: 0.5g, 1g）100〜200 mg/kg/日, 分2〜4, 点滴静注

②生後1〜3か月: **メロペン**（メロペネム, 点滴用バイアル: 0.25g, 0.5g）120mg/kg/日, 分3＋**ロセフィン**（セフトリアキソン, 注: 0.5g, 1g）120mg/kg/日, 分1〜2 または**セフォタックス** 200〜300mg/kg/日, 分3〜4, 点滴静注

③生後4か月以降: **メロペン** 120mg/kg/日, 分3＋**ロセフィン** 120mg/kg/日, 分1〜2 または**セフォタックス** 200〜300mg/kg/日, 分3〜4; この治療で効果が十分でない場合は**バンコマイシン**（バンコマイシン, 注: 0.5g）60mg/kg/日, 分3〜4を追加, 点滴静注

④**ビクシリン** 300〜400mg/kg/日, 分3〜4, 点滴静注. ペニシリン耐性の場合は**メロペン**または**ロセフィン**

⑤抗菌薬投与前に**デカドロン**（デキサメタゾン, 注: 1.65mg, 0.5mL, 3.3mg, 1mL, 6.6mg, 2mL）0.15mg/kg/回, 6時間ごとに2〜4日間静注

■処方のポイント

- 新生児ではB群連鎖球菌（GBS）と大腸菌の頻度が高い. まれにリステリア菌がみられる. 年長児に多用されるCTRXは高ビリルビン血症の未熟児・新生児には投与しない.
- 4か月以上で発症頻度の高いインフルエンザ菌や肺炎球菌による例もみられるため, 耐性菌を想定して薬剤を選択する.
- ワクチンの普及とともに減少しつつあるものの依然としてインフルエンザ菌や肺炎球菌の検出割合が高い.
- 年長児でグラム陰性球菌がみられた場合は髄膜炎菌を想定し, 速やかに

高用量で開始する.
- 特にインフルエンザ桿菌による髄膜炎が疑われる場合は，高度難聴の合併を減らす目的で，抗菌薬投与の 10～20 分前にステロイド（デキサメタゾン）投与を行う.

■ Evidence
- 日本神経学会，他監修．細菌性髄膜炎髄膜炎診療ガイドライン 2014. 南江堂; 2014.

■ Pitfall/MEMO
- 十分量の抗菌薬投与が必要であり入院治療が必須である．抗菌薬投与前に血液培養と腰椎穿刺を行い，髄液のグラム染色結果と年齢から起炎菌を推定して経験的抗菌薬治療を早期に開始する．起炎菌の判明後は，薬剤感受性に応じて狭域の抗菌薬に変更する.
- 治療開始後 48 時間以内に，髄液の無菌化が図られないと水頭症，症候性てんかん，難聴などの神経学的後遺症を残すリスクが高くなる.
- 髄膜炎治癒後，後遺症としててんかんを残した例では抗てんかん薬の投与が必要である．水頭症に対するシャント留置例で発熱を主訴に受診した場合は，常にシャント感染を念頭に置いて対処する.

23 ▶▶ 急性結膜炎

処方例

①細菌性結膜炎：**タリビット点眼液**（オフロキサシン，点眼液：0.3％）
1回1滴，1日3回点眼
②ウイルス性結膜炎：**AZ点眼液**（アズレンスルホン酸，点眼液：0.02％）
1回1〜2滴，1日3〜5回点眼
ヘルペス角結膜炎：**ゾビラックス眼軟膏**（アシクロビル，眼軟膏：3％）
1日5回塗布

■ 処方のポイント

①**タリビット点眼液**：小児の細菌性結膜炎の起因菌として頻度が高いのはインフルエンザ菌，肺炎球菌，ブドウ球菌であり，広域抗菌スペクトルを有するニューキノロン系抗菌薬が用いられる．

②**AZ点眼液**：ヘルペス以外のウイルス性結膜炎に対しては特別な抗ウイルス薬はなく，抗炎症作用のある点眼薬か，混合感染予防のために抗菌点眼薬を用いる．

■ Evidence

- 佐藤美保．急性結膜炎．小児科臨床．2010; 63: 887-9.

■ Pitfall/MEMO

アデノウイルス性結膜炎には咽頭結膜熱（アデノウイルス3, 4型が多く，咽頭炎・高熱を伴う）と流行性角結膜炎（アデノウイルス8, 19, 37型が多く，小児では角膜炎は軽度で，上気道症状や下痢などを伴うことが多い）があり，いずれも伝染力が強く，学校伝染病に指定されている．角膜炎が強いと視力障害を残すことがあり，ときにステロイド点眼薬も用いられるが，小児に対する安全性が確立しておらず，安易な投与は避ける．

24 ▶▶ 麦粒腫, 霰粒腫

処方例

麦粒腫: **セフゾン**（セフジニル, 細粒小児用: 10％, カプセル: 50mg, 100mg）
　10mg/kg/日, 分3, 経口投与
クラビット点眼液（レボフロキサシン, 点眼液: 0.5％）
　1回1滴, 1日3回点眼

■ 処方のポイント

- 麦粒腫: 麦粒腫は細菌感染による眼瞼の急性化膿性炎症であり, 起因菌は黄色ブドウ球菌, 表皮ブドウ球菌が多く, セフェム系やペニシリン系

表　抗菌薬含有点眼液

	一般名	商品名	用量
セフェム系	セフメノキシム	ベストロン点眼液	1回1〜2滴, 1日4回
マクロライド系	エリスロマイシン	エリスリット眼軟膏	1日数回
アミノグリコシド系	ゲンタマイシン	ゲンタシン点眼液	1回1〜2滴, 1日3〜4回
	トブラマイシン	トブラシン点眼液	1回1〜2滴, 1日4〜5回
ニューキノロン系	オフロキサシン	タリビット点眼液・眼軟膏	1回1滴, 1日3回
	レボフロキサシン	クラビット点眼液	1回1滴, 1日3回
	ガチフロキサシン	ガチフロ点眼液	1回1滴, 1日3回
クロラムフェニコール系	クロラムフェニコール	クロラムフェニコール点眼液	1日1〜数回

24 麦粒腫，霰粒腫

の抗菌薬内服とニューキノロン系点眼薬を使用する．軽快しなければ切開排膿が必要になる．
- 霰粒腫：マイボーム腺に生じる非化膿性肉芽腫炎症であり，麦粒腫と異なり通常抗菌薬は無効であるが，ときに細菌感染を合併し急性炎症を起こすことがあり，その際は麦粒腫と同様の治療を行う．小児では自然治癒することもあり軽症なら無治療で経過観察するが，進行する場合は手術またはステロイド局所注射を行う．

■ Evidence
- 初川嘉一．眼瞼の炎症．小児科臨床．2001; 54: 2290-3.

■ Pitfall/MEMO
麦粒腫と霰粒腫はともに眼瞼の炎症性病変であるが，発生場所も原因も異なるため，適切に鑑別，治療を行う必要がある．

25 ▶▶ 口内炎，口角炎

処方例

① **デキサルチン軟膏**（デキサメタゾン，口腔用軟膏：0.1％）
　1日1〜数回塗布
② **ハチアズレ**（アズレンスルホン酸ナトリウム＋炭酸水素ナトリウム，顆粒：1包2g）
　1包を水100mLに溶解し1日数回含嗽

■ **処方のポイント**
①**デキサルチン軟膏**：ステロイド軟膏は難治性口内炎に有効であるとされ，広く用いられる．
②**ハチアズレ**：抗炎症作用，上皮形成促進作用を期待する．

■ Evidence
・大目　亨．口内炎・舌炎．治療．1998: 80; 516-7.

■ Pitfall/MEMO
・**デキサルチン軟膏**：ステロイド軟膏を長期使用すると口腔カンジダ症を発生しやすいため，必要量のみ使用するように指導する．
・**ハチアズレ**：含嗽薬を使用する時はうがいなど口腔内を清潔にしてから使用する．

26 ▶▶ 蟯虫症

処方例

コンバントリン（ピランテル，ドライシロップ：10％，錠：100mg）
10mg/kg/回を2週間あけて2回経口投与

■ 処方のポイント

駆虫効果は，虫体の神経-筋伝達を遮断して運動麻痺を起すことによるものとされ，排便とともに虫体を体外に排出させる．副作用はほとんどなく，食事に関係なく服用できる．

■ Evidence

- 影井　昇．蟯虫．小児科．1997; 38: 1191-6.
- 浅井隆志．抗蟯虫薬．Medical Practice. 2010; 27: 1545-7.

■ Pitfall/MEMO

1回投与で駆虫率は90％以上であるが，幼若虫にはあまり効果がないので，2週間後に同量を再投与する．家族内での再感染を防ぐため，家族全員で同時に内服する．2歳未満児の安全性は確立しておらず，慎重に投与する．

27 ▶▶ 頭シラミ

処方例

① **スミスリンシャンプー**（フェノトリンシャンプー）
② **スミスリンパウダー**（フェノトリンパウダー）
どちらも一般市販薬であり，保険適応がない．
1日1回，毛髪の生え際に十分いきわたるように均一に頭髪全体に塗布したあと，5分間置き，洗い流す．3日ごとに3～4回繰り返して使用する．

■ 処方のポイント

フェノトリンは以前より国内で家庭用殺虫剤として使用されており，虫の神経細胞のナトリウムチャネルに作用し，その閉塞を遅延させることによって反復的な脱分極あるいは神経伝導を遮断して殺虫作用を示すとされる．

■ Evidence

- KP-SS研究班．シラミ症に対するフェノトリンシャンプー剤（KP-SS）の臨床的効果．薬局．1997; 48: 336.
- 畑三恵子，他．シラミ症．小児科臨床．2007; 60: 1347-51.

■ Pitfall/MEMO

患児が受診する際に付き添いで来院した両親・兄弟を顕微鏡検査すると，自覚症状がなくともほとんどの場合虫卵を認めるため，家族全員で治療する必要がある．頭シラミは「不潔」というイメージがあるが，衛生的な環境であっても頭髪から容易に感染する．

1 気管支喘息

1 ▶▶ 気管支喘息

A 軽症（乳幼児）
① **オノン**（プランルカスト水和剤，ドライシロップ10%）7mg/kg/日，分2，あるいは**キプレス**（モンテルカストナトリウム，細粒：4mg）1回4mg，1日1回就寝前，経口投与
② **フルタイド**（フルチカゾンプロピオン酸エステル，エアロゾール：50mg，100mg）1回1吸入1日2回，朝・就寝前（吸入補助具付き）
あるいは**パルミコート**（ブデソニド，吸入液：0.25mg，0.5mg）1日1回就寝前吸入（ネブライザーによる）

B 中等症（学童）
① **フルタイド**（フルチカゾンプロピオン酸エステル，ディスカス：50mg，100mg，200mg）1回1吸入1日2回
② **シングレア**（モンテルカストナトリウム，チュアブル錠：5mg）1日1回就寝前経口投与

■ **処方のポイント**

吸入ステロイド薬と，抗ロイコトリエン受容体拮抗薬（LTRA）の処方が原則である．軽症ではまずLTRAを処方し，それでもコントロールがつかなければ，吸入ステロイド薬を増量する．

■ **Evidence**
- 日本小児アレルギー学会．小児気管支喘息治療管理ガイドライン2012．協和企画；2011．

■ **Pitfall/MEMO**

気管支喘息の発作がなくても，運動後発作がでる，また感冒時に咳が続く，また呼吸機能がいまだに閉塞パターンである場合，気管支がアレルギー性の炎症を起こしていると説明し，アドヒアランスの重要性を認識させる．

2 ▶▶ アトピー性皮膚炎

処方例

A 軽症（乳幼児）
①**プロペト**（白色ワセリン，軟膏）
　1日1〜2回，全身に塗布
②**アルメタ軟膏**（アリクロメタゾンプロピオン酸エステル，軟膏：0.1%）
　1日1〜2回，瘙痒部あるいは皮疹部位に塗布

B 中等症（学童）
①**アルメタ軟膏**
　1日1回から2回，顔面，瘙痒部あるいは皮疹部位に塗布
②**プロペト**
　1日1〜2回，全身に塗布
③**リンデロンV軟膏**（ベタメタゾン吉草酸エステル，軟膏：0.12%，クリーム：0.12%，ローション）
　1日1〜2回，瘙痒部あるいは皮疹部位に塗布
④**プロトピック軟膏**（タクロリムス水和物，軟膏：小児用0.03%）
　1日1〜2回，顔・首に塗布
⑤**ザイザル**（レボセチリジン塩酸塩，錠：5mg）
　1回半錠，1日2回，朝・就寝前経口投与

■ 処方のポイント

5段階のステロイド外用薬を重症度，年齢，部位によって使い分ける．皮膚の薄い部位，特に顔面，頸部はWeak あるいは Mild クラスのステロイド外用薬で十分である．顔面特に眼球周囲に対するステロイド薬外用は緑内障の可能性があり，2歳以上では沈静化したらプロトピック軟膏小児用を使用する．また中等症以上で夜間かゆみが強く睡眠障害があるときには抗ヒスタミン（アレルギー）薬を処方する．小児特に乳児では第1世代の抗ヒスタミン（アレルギー）薬はけいれんを誘発する可能性があり，処方には注意が必要である．

2 アトピー性皮膚炎

■ Evidence
- 日本皮膚科学会, 編. アトピー性皮膚炎治療ガイドライン. 2013.

■ Pitfall/MEMO
ステロイド外用あるいは保湿薬は, 成人の掌ほどの面積の皮膚に対して中指第1関節分 (0.5g) を塗布する. 外用薬の効果が弱い場合には, 十分量塗布していないことがあり, 徹底的な外用療法の指導が大切である. 特に保護者にステロイド忌避の意識が強い場合には外用療法の重要さと効果をみるために一度入院させるのは1つの方法である.

3 ▶▶ 食物アレルギー

処方例

急性の症状に対する対応
① **アレジオン**（エピナスチン塩酸塩，錠：10mg, 20mg，ドライシロップ：1%）1回0.25〜0.5mg/kg/日，分1，経口投与
② **リボスチン点眼液**（レボカバスチン塩酸塩，点眼液：0.025%）あるいは**フルメトロン点眼液**（フルオロメトロン，点眼液：0.02%, 0.1%），1日4回，1回1〜2滴点眼
③ **オイラックスH**（クロタミトン・ヒドロコルチゾン配合，クリーム）1日数回塗布
④ **プレドニン**（プレドニゾロン，錠：5mg）0.5〜1mg/kg/日，分1，経口投与あるいは**リンデロン**（ベタメタゾン，散：0.1%，錠：0.5mg，シロップ：0.01%，坐薬：0.5mg, 1mg）0.5mg/kg/日，分1，経口投与または直腸内投与

■ 処方のポイント

誤食で皮膚粘膜症状に留まったときに①から③を部位と症状に応じて使い分ける．腹部症状の強いとき，咳から喘鳴に進行するとき，あるいは全身蕁麻疹に拡がるときは**プレドニン**の内服を指導する．多臓器に拡がるときは後述するアドレナリン（エピペン）の筋肉内注射をためらわない．

■ Evidence

- 日本小児アレルギー学会, 編. 食物アレルギー診療ガイドライン. 2012.

■ Pitfall/MEMO

食物アレルギーの治療は原則除去であるが，最近では食物経口負荷試験を行い，食べられる量を判定し，それ以下の量を摂取させる．6か月から1年毎に食物経口負荷試験を行い，摂取量を増やしていく方法が現在注目されている食物アレルギーの治療法である．

4 アレルギー性鼻炎

4 ▶▶ アレルギー性鼻炎

 処方例

①**ザイザル**（レボセチリジン塩酸塩，錠：5mg）
1回半錠　1日2回，朝・就寝前経口投与，いずれも6歳以上
②**エリザス**（デキサメタゾンペシル酸エステル，点鼻粉末：噴霧中200μg）
1日1回，1回1噴霧
③**シングレア**（モンテルカストナトリウム，チュアブル錠：5mg）
1日1回就寝前経口投与，いずれも6歳以上
④**シダトレイン舌下液**（スギ花粉舌下液）
2,000IU，1日1回，滴下．いずれも12歳以上

■ 処方のポイント

くしゃみ鼻漏型は①②のいずれかを投与するか，併用する．②は1日1回で効果があり他の吸入ステロイドに比べ好評である．鼻閉型には②③のいずれかを投与するか，併用する．スギ花粉症によるアレルギー性鼻炎に対して，近年，④が許可された．増量期2週間で200IUから2,000IUまで，自宅で増量でき，きわめて安全に治療できる．スギの飛散シーズンまでに維持に入ることが大切である．

■ Evidence

- 鼻アレルギー作成委員会，編．鼻アレルギー診療ガイドライン．2013．

■ Pitfall/MEMO

治療の基本はアレルゲンの回避と薬物療法である．しかし最近欧米では減感作療法に移行しつつあり，**シダトレイン舌下液**が期待される．また2015年末にはダニの舌下錠が認可され，減感作療法の有効性が期待できる．ただし適応年齢はいずれも12歳以上である．

5 ▶▶ アレルギー性結膜炎

処方例

①**リザベン点眼液**（トラニラスト，点眼液：0.5％）
　1回1〜2滴，1日4回点眼

②**ケタス点眼液**（イブジラスト，点眼液：0.01％）
　1回1〜2滴，1日4回点眼

③**パタノール点眼液**（オロパタジン塩酸塩，点眼液：0.1％）
　1回1〜2滴，1日4回点眼

④**リボスチン点眼液**（レボカバスチン塩酸塩，点眼液：0.025％）
　1回1〜2滴，1日4回点眼

⑤**ザジテン点眼液**（ケトチフェンフマル酸塩，点眼液：0.05％）
　1回1〜2滴，1日4回点眼

⑥**フルメトロン点眼液**（フルオロメトロン，点眼液：0.02％，0.1％）
　1回1〜2滴，1日4回点眼

■ 処方のポイント

- 基本治療は抗アレルギー薬の点眼である．メディエーター遊離抑制薬（**リザベン，ケタス**）とヒスタミン受容体拮抗薬（**パタノール，リボスチン，ザジテン**）のいずれか，または併用投与を行う．
- それでも効果不十分な場合，⑥を処方する．また季節性が証明された場合，花粉飛散予測開始日の2週間前からこれらの治療を開始すると症状が軽減される．

■ Evidence

- 日本眼科学会作成委員会，編．アレルギー結膜炎診療ガイドライン．2013.

■ Pitfall/MEMO

一般に点眼液の1滴は $30\sim50\,\mu\mathrm{L}$ である．結膜嚢の最大容量は $30\,\mu\mathrm{L}$ 程度である．複数の点眼液を使用する場合，同時ではなく，5分程度間隔をあける．

6 蕁麻疹

処方例

① **ザイザル**（レボセチリジン塩酸塩，錠：5mg）
　1錠，分2，朝・就寝前，経口投与
② **アレグラ**（フェキソフェナジン塩酸塩，錠：30mg, 60mg）
　2錠，分2，朝・就寝前，経口投与
③ **オイラックス**（クロタミトン，クリーム：10%）
　1日2回塗布
④ **ガスター**（ファモチジン，散：2%, 10%，錠：10mg, 20mg，口腔内崩壊錠：10mg, 20mg）
　2錠　分2，朝夕，経口投与
⑤ **シングレア**（モンテルカスト，錠：5mg, 10mg，チュアブル錠：5mg，細粒：4mg/包）
　1錠，分1，就寝前，経口投与
⑥ **グリチロン**（グリチルリチン酸，配合錠）
　3錠，分3，食後，経口投与

■ 処方のポイント

第2世代の抗ヒスタミン薬から開始する（①）．効果がなければ，別の第2世代の抗ヒスタミン薬（②）を追加する．急性蕁麻疹で1週間程度，慢性蕁麻疹で1か月程度使用する．

■ Evidence

- 慢性蕁麻疹診療ガイドライン作成委員会，編．蕁麻疹・血管性浮腫の治療ガイドライン．2011．

■ Pitfall/MEMO

抗ヒスタミン薬が無効な場合，エビデンスレベルは低いが，補助的治療薬としてH_2受容体拮抗薬（④），抗ロイコトリエン受容体拮抗薬（LTRA）（⑤），グリチルリチン製剤（⑥）が推奨されている．

7 ▶▶ アナフィラキシー

処方例

① **ザイザル**（レボセチリジン塩酸塩，錠：5mg）
  1回半錠，頓用，6歳以上
② **プレドニン**（プレドニゾロン，錠：5mg） 1回2錠，頓用
③ **エピペン**（アドレナリン，注射液：1mg 2mL（0.15mg製剤），2mg 2mL（0.3mg製剤））
  体重30kg未満→0.15mg，大腿部前外側に筋注
  体重30kg以上→0.3mg，大腿部前外側に筋注

■ 処方のポイント

皮膚粘膜症状が出現する場合，まず第2世代の抗ヒスタミン薬から開始する．それでも急速に症状が進行し，効果がなければ，**プレドニン**を内服する．それでも効果がなければ，自己注射である**エピペン**を筋注する．日本小児アレルギー学会はエピペンについて，以下の症状のうち1つでもあれば躊躇せずに使用することを推奨している．繰り返す腹痛，嘔吐，喉頭絞扼感，犬吠様咳嗽，持続する咳，喘鳴，呼吸苦，口唇・爪のチアノーゼ，不整脈，意識障害，全身倦怠感，便尿失禁．

■ Evidence
- 日本小児アレルギー学会作成．一般向けエピペンの適応．2013．

■ Pitfall/MEMO

日本小児アレルギー学会のガイドラインに全身蕁麻疹が考慮されていない．その理由として一般に蕁麻疹を判断するのが難しく，また蕁麻疹の程度も判断に苦慮する．蕁麻疹が全身に広がった場合，これらの随伴症状を伴うことが多いという理由からである．

1 ▶▶ IgA 血管炎（Henoch-Schönlein 紫斑病）

処方例

① **アタラックス P**（ヒドロキシジン塩酸塩，カプセル：25mg, 50mg, 散：10%，シロップ：0.5%，ドライシロップ：2.5%，注：25mg, 50mg）1〜2mg/kg/回，頓用
② **カロナール**（アセトアミノフェン，錠：200mg, 300mg, 500mg, 細粒：20%, 50%，シロップ：2%）10mg/kg/回，頓用
③ **プレドニン**（プレドニゾロン，錠：1mg, 5mg，散：1%，注：10mg, 20mg）1〜2mg/kg/回，頓用，腹痛を繰り返す場合は，分 2〜3 で投与し，症状が治まれば 1〜2 週間で漸減中止
④ **フィブロガミン P**（ヒト血漿由来乾燥血液凝固第 XIII 因子，注：4mL）0.5〜0.8mL/kg/回，1 日 1 回 3 日間点滴静注

■ 処方のポイント

特別な治療はなく，安静を保ち対症療法を行う．短期予後は良好で，通常 2〜3 週間以内に回復するが，約 1/3 の例で再発を，またまれに症状の持続を示す．

① **アタラックス P**：血管神経性浮腫（Quincke の浮腫）がみられることがある．皮膚の有痛性浮腫や瘙痒感が強いときは，抗ヒスタミン薬を用いる．
② **カロナール**：関節の痛みと腫脹には，安静や湿布で様子をみる．痛みが強いときは，鎮痛薬としてカロナールを処方する．
③ **プレドニン**：腹部症状が強いときはステロイドを投与する．ステロイドで効果が乏しい場合，血漿第 XIII 因子が低下している場合は補充することで改善することがある．

■ Evidence

- Rosenblum ND. Pediatrics. 1987; 79: 1018-21.

■ Pitfall/MEMO

重度の腹痛を訴える症例は，入院加療が望ましい．また，腹痛の症状が激しい場合には，腸穿孔を認める症例や，腸重積症の合併（約 2%）を認める症例もあるため注意が必要である．

2 ▶▶ 若年性特発性関節炎

処方例

①**ブルフェン**（イブプロフェン，顆粒：20％，錠：100mg，200mg）
病型によらず初期治療として 30〜40mg/kg/日，分 3 で経口投与を開始する．

A 全身型
②**プレドニン**（プレドニゾロン，散：1％，錠：1mg，5mg）
0.7〜1mg/kg/日，分 2 で経口投与を開始する．寛解状態となった後に漸減し，0.2〜0.3mg/kg/日で維持する．

B 関節型
③**メソトレキセート**（メトトレキサート，錠：2.5mg）
4〜10mg/m^2，週 1 回経口投与，食事の影響を受けやすく，朝食前空腹時に服用する．

④**フォリアミン**（葉酸，散：10％，錠：5mg）
メソトレキセート内服翌日に 5〜10mg/日を内服する．

■ 処方のポイント

全身型，関節型により治療は異なる．初期治療として非ステロイド系消炎薬を用い，病型，治療反応性により追加治療を行う．全身型で効果不十分であれば，シクロスポリン A の併用を行い，頻回再発例にはトシリズマブやエタネルセプトなどの生物学的製剤の適応を考慮する．関節型の場合もリウマチ因子陽性例は同様に生物学的製剤の導入が望ましい．

■ Evidence
- 横田俊平，他．日本小児科学会雑誌．2007; 111: 1103-12.

■ Pitfall/MEMO

全身型ではマクロファージ活性化症候群を合併する症例があり，その場合，非ステロイド抗炎症薬はすみやかに中止する必要があり，生物学的製剤投与はすべて禁忌となる．

3 ▶▶ 全身性エリテマトーデス

処方例

①**プレドニン**（プレドニゾロン，散：1％，錠：1mg，5mg）
寛解状態となった後に漸減し，5〜10mg/日，分1，経口投与で維持する．

②**イムラン**（アザチオプリン，錠：50mg）
1〜2mg/kg/日，分1，経口投与．速効性はなく緩徐に作用発現する．

③**ブレディニン**（ミゾリビン，錠：25mg，50mg）
3〜5mg/kg/日，分1〜3，経口投与．腎障害の程度により減量する．

重症例ではプレドニンに以下のいずれかを併用

④**プログラフ**（タクロリムス，カプセル：0.5mg，1mg，5mg，顆粒：0.2％）
0.025〜0.075mg/kg/日．分1，0.025mg/kgで経口投与を開始し，血中濃度をモニタリングしながら漸増する．

⑤**セルセプト**（ミコフェノール酸モフェチル，カプセル：250mg）
10〜30mg/kg/日，分2，1日10mgで経口投与を開始し，効果が不十分であれば30mg/日まで増量可．

■処方のポイント

初期治療には中高用量の副腎皮質ステロイド薬を投与する．寛解後の維持療法は，重症度に応じて免疫抑制薬を選択し，併用する．軽症例では低用量**プレドニン**に**イムラン**，または**ブレディニン**を併用し，ループス腎炎合併例などには**プログラフ**や**セルセプト**を選択する．

■Evidence

- 横田俊平．日本小児科学会雑誌．2005; 109: 459-67.
- Hahn BH, et al. Arthritis Care Res. 2012; 64: 797-808.

■Pitfall/MEMO

長期の副腎皮質ステロイド薬や免疫抑制薬による成長障害や臓器障害などの合併症が問題となる．副作用に十分留意し，低用量で寛解を維持することが肝要である．

4 ▶▶ 若年性皮膚筋炎

処方例

①**プレドニン**（プレドニゾロン，散：1％，錠：1mg，5mg）
寛解状態となった後に，漸減し 0.2～0.3mg/kg/ 日，分 1．経口投与で維持する．

②**メソトレキセート**（メトトレキサート，錠：2.5mg）
15mg/m^2，週 1 回経口投与，食事の影響を受けやすく，朝食前空腹時に服用する．

③**フォリアミン**（葉酸，散：10％，錠：5mg）
メソトレキセート内服翌日に 5～10mg/ 日を内服する．
重症・劇症・間質性肺炎型にはシクロスポリン A を併用．

④**ネオーラル**（シクロスポリン，内用液：10％，カプセル：10mg，25mg，50mg）
3～3.5mg/kg/ 日，分 2 から経口投与を開始し，血中トラフレベルを 100～150ng/mL で維持する．

■ 処方のポイント

初期治療は重症度により異なり，重症・劇症・間質性肺炎合併例には高用量の副腎皮質ステロイド薬，シクロホスファミドやシクロスポリンによるパルス療法を行う．筋原性酵素などのマーカーで治療反応性を評価し維持療法に移行する．**メソトレキセート**投与中には口内炎などの粘膜障害や，肝機能障害に注意する．

■ Evidence

- 小林一郎．日本小児科学会雑誌．2012; 116: 499-508.
- Shah M, et al. Medicine. 2013; 92: 25-41.

■ Pitfall/MEMO

成人と異なり，悪性腫瘍や間質性肺炎の合併はまれであり生命予後は良好である．しかし，急性期を過ぎてから皮膚・筋・骨・関節部などに石灰化を生じ，重篤な機能障害を残す例があるため，発症早期に炎症を沈静化する必要がある．

5 ▶▶ 混合性結合組織病

処方例

①**プレドニン**（プレドニゾロン，錠：5mg）
寛解状態となった後に，漸減し5～10mg/日，分1，経口投与で維持する．

②**イムラン**（アザチオプリン，錠：50mg）
1～2mg/kg/日，分1，経口投与．速効性はなく緩徐に作用発現する．

■ 処方のポイント

治療の中心は副腎皮質ステロイドであるが，本疾患は，全身性エリテマトーデス，強皮症，皮膚筋炎などが混在し臨床像が多彩であるため，各々の臓器病変の評価を行い，重症度により治療方針を決定する．特に，肺高血圧症は予後を左右する重要な合併症であり，血管拡張薬（プロスタグランジン）や，エンドセリン受容体拮抗薬（ボセンタン）による早期の治療介入が必要である．難治例ではプレドニゾロンにアザチオプリンやミコフェノール酸モフェチルなどの免疫抑制薬の併用を行う．

■ Evidence

- 混合性結合組織病に関する研究班．混合性結合組織病の治療ガイドライン 改訂第3版．2004．

■ Pitfall/MEMO

小児では予後は比較的良好であるが，長期にわたる治療による成長障害や臓器障害などの合併症が問題となる．副作用に十分留意し，低用量で寛解を維持することが肝要である．

1 ▶▶ 心不全

処方例

①**ラシックス**（フロセミド，細粒：4％，錠：10mg，20mg，40mg）
1〜4mg/kg/日，分1〜4，経口投与
②**アルダクトンA**（スピロノラクトン，細粒：10％，錠：25mg，50mg）
1〜3mg/kg/日，分1〜3，経口投与
③**レニベース**（エナラプリル，錠：2.5mg，5mg，10mg）
0.08mg/kg/日，分1，経口投与．適宜0.1〜0.4mg/kg/日まで漸増（最高用量10mg/日）
④**アーチスト**（カルベジロール，錠：1.25mg，2.5mg，10mg，20mg）
0.1mg/kg/日，分2，経口投与で開始．1週毎に0.1mg/kg/日ずつ増量し，0.2〜1.0mg/kg/日まで増量（最高用量50mg/日）
⑤**アカルディ**（ピモベンタン，カプセル：1.25mg，2.5mg）
成人量：5mg/日，分2，経口投与

■**処方のポイント**

急性期の循環不全に対しては，入院の上，低下した心臓ポンプ機能の刺激と亢進した末梢血管抵抗に対して，利尿薬，カテコラミン，ホスホジエステラーゼIII阻害薬，硝酸・亜硝酸薬などによる点滴静注を行う．

①**ラシックス**：左右短絡疾患や浮腫に対して第1選択の薬剤である．
②**アルダクトンA**：フロセミドによる低カリウム血症を予防し，レニン-アンジオテンシン-アルドステロン系を抑制し，心不全の予後を改善する．
③**レニベース**：収縮不全や弁逆流によるうっ血性心不全，左右短絡性疾患によるうっ血性心不全に対して有効である．
④**アーチスト**：心筋リモデリングを抑制するだけでなく，左室収縮の改善をもたらす．アンジオテンシン変換酵素阻害薬を併用する方がより効果が大きい．

1 心不全

⑤**アカルディ**: 経口投与するホスホジエステラーゼ阻害薬であり，カルシウム感受性を増強し強心作用を示す．

■ Evidence
- 日本小児循環器学会．小児心不全薬物治療ガイドライン．日本小児循環器学会雑誌. 2015; 31 (Suppl 2).
- 日本循環器学会．小児期心疾患における薬物療法ガイドライン．循環器病の診断と治療に関するガイドライン. 2013; 2012: 89-271.

■ Pitfall/MEMO
アンジオテンシン変換酵素阻害薬では，腎機能障害や高カリウム血症を認めることがあるが，一時投薬を中止することで改善する．少量から開始し，徐々に増量していくことで回避可能である．

2 ▶▶ 不整脈（発作性上室性頻拍，発作性心室頻拍）

処方例

A 発作性上室性頻拍

- 発作時の治療

①**アデホス**（アデノシン三リン酸，注：10mg, 20mg, 40mg）
　1回 0.1〜0.3mg/kg を希釈せず急速に静注

②**ワソラン**（ベラパミル，注：5mg）
　1回 0.1mg/kg を5分以上かけて緩徐に静注

- 発作予防の治療

③**アミサリン**（プロカインアミド，錠：125mg, 250mg）
　30〜50mg/kg/日，分3〜4，経口投与

④**インデラル**（プロプラノロール，錠：10mg）
　1〜3mg/kg/日，分3〜4，経口投与

⑤**ジゴシン**（ジゴキシン，液，細粒，錠：0.125mg, 0.25mg）
　乳幼児には 0.0075〜0.01mg/kg/日，学童には 0.005〜0.0075 mg/kg/日，分1〜2，経口投与

B 発作性心室頻拍

- 発作時の治療

①**静注用キシロカイン**（リドカイン，注：2%）
　1回 1〜2mg/kg を1〜2分かけて緩徐に静注し，有効であれば 1〜3mg/kg/時で持続静注

②**ワソラン**（ベラパミル，注：5mg）
　1回 0.1mg/kg を5分以上かけて緩徐に静注

③**アデホス**（アデノシン三リン酸，注：10mg, 20mg, 40mg）
　1回 0.1〜0.3 mg/kg を希釈せず急速に静注

④**アンカロン**（アミオダロン，注：150mg）
　1回 5mg/kg を30分以上かけて静注し，有効であれば 10mg/kg/日を3日間持続静注

2 不整脈（発作性上室性頻拍，発作性心室頻拍）

> ● 発作予防の治療
> ⑤ **ワソラン**（ベラパミル，錠：40mg）
>   3〜6mg/kg/日，分3，経口投与
> ⑥ **インデラル**（プロプラノロール，錠：10mg）
>   1〜3mg/kg/日，分3〜4，経口投与
> ⑦ **メキシチール**（メキシレチン，カプセル：50mg，100mg）
>   5〜10mg/kg/日，分3，経口投与

■ 処方のポイント
- **アデホス**：小児の発作性上室性頻拍では第1選択の薬剤である．リドカインが無効な左脚ブロック・右軸偏位型の発作性心室頻拍にも使用する．
- **ワソラン**：発作性上室性頻拍や心房細動・粗動に有効である．リドカインが無効な右脚ブロック・左軸偏位型の発作性心室頻拍や心室頻拍の発作予防にも使用する．
- **アミサリン**：P波がQRS波の直前に認められる上室性頻拍に使用する．
- **インデラル**：心機能低下がなく，P波が認められないか，QRS波の直後に認められる上室性頻拍や心室頻拍の発作予防に使用する．
- **ジゴシン**：心機能低下があり，P波が認められないか，QRS波の直後に認められる上室性頻拍に使用する．治療域が狭く，至適血中濃度は0.8〜2.0ng/mLである．
- **キシロカイン**：血行動態が安定している発作性心室頻拍に有効である．
- **アンカロン**：重症かつ難治性頻拍性不整脈に対してのみ使用する．
- **メキシチール**：リドカインの類似体の経口薬で，心室頻拍の発作予防に使用する．

■ Evidence
- 日本小児循環器学会．小児不整脈の診断・治療ガイドライン．日本小児循環器学会雑誌．2010; Suppl: 1-62．

■ Pitfall/MEMO
- **アデホス**：半減期が短いため，原液のまま投与し，引き続き生理食塩水などを用いて急速に静注する必要がある．また，気管支攣縮を起こすことがあるため，気管支喘息の患者に対する投与には注意を要する．
- **ワソラン**：新生児，乳児期では感受性が高く，徐脈，心停止に至ること

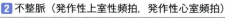
2 不整脈（発作性上室性頻拍，発作性心室頻拍）

があるので禁忌である．陰性変力作用を要するため，乳児期以降においても心機能低下を伴う患者には注意を要する．

- **アミサリン**：心不全のある場合の心室頻拍や心室細動，無顆粒球症が発現することがある．
- **インデラル**：気管支喘息発作，低血糖を起こすことがある．
- **ジゴシン**：副伝導路の不応期を短縮し，心房細動が心室細動に進行する危険があるため顕性 WPW 症候群には使用しない．
- **キシロカイン，メキシチール**：眠気，嘔吐，頭痛などの神経症状が起こることがある．
- **アンカロン**：心機能を低下させないため，心不全合併例でも使用可能である．しかし，長期内服投与に移行した場合には，肺線維症，甲状腺機能障害，肝障害，QT 延長などの副作用に注意が必要である．

3 ▶▶ 動脈管開存，心室中隔欠損

処方例

①**ラシックス**（フロセミド，細粒：4%，錠：10mg, 20mg, 40mg）
1～4mg/kg/日，分1～4，経口投与
②**アルダクトンA**（スピロノラクトン，細粒：10%，錠：25mg, 50mg）
1～3mg/kg/日，分1～3，経口投与

■処方のポイント
- 動脈管や心室中隔の欠損孔が大きい場合には，乳児期早期に肺血管抵抗の低下に伴い左右短絡血流量が増加し，心不全をきたす．
- 利尿薬を投与することにより肺うっ血および左室容量負荷の改善を図る．
- 即効性があり強力な利尿作用のあるループ利尿薬である**ラシックス**とカリウム保持性のある**アルダクトンA**とを併用する．
- ジゴシンは，肺体血流比をむしろ増加させることがあり，推奨されていない．

■Evidence
- 日本小児循環器学会．小児心不全薬物治療ガイドライン．日本小児循環器学会雑誌．2015; 31 (Suppl 2).

■Pitfall/MEMO
- **ラシックス**：低カリウム血症，低ナトリウム血症に注意が必要である．尿中へのカルシウム排泄が増加するため尿路結石の可能性がある．
- **アルダクトンA**：高カリウム血症に注意が必要である．アンドロゲン受容体やプロゲステロン受容体に対する親和性が高いため，用量依存性に女性化乳房，乳房痛，月経異常が出現することがあるが，投与中止により軽快する．

4 ▶▶ 心房中隔欠損

> ①**ラシックス**（フロセミド，細粒：4%，錠：10mg, 20mg, 40mg）
> 1〜4mg/kg/日，分1〜4，経口投与
> ②**アルダクトンA**（スピロノラクトン，細粒：10%，錠：25mg, 50mg）
> 1〜3mg/kg/日，分1〜3，経口投与

■ **処方のポイント**
- 心房中隔欠損では内科的治療が必要となることは少ない．ただし，心不全症状が強い場合，すなわち，肺血流増加による呼吸症状を呈する場合には利尿薬を投与する．
- 利尿薬を投与することにより肺うっ血および右室容量負荷の改善を図る．（5-3．動脈管開存，心室中隔欠損の項と同様の治療）．

■ **Evidence**
- 日本小児循環器学会．小児心不全薬物治療ガイドライン．日本小児循環器学会雑誌．2015; 31 (Suppl 2)．

■ **Pitfall / MEMO**
- **ラシックス**：低カリウム血症，低ナトリウム血症，尿路結石に注意が必要である．
- **アルダクトンA**：高カリウム血症に注意が必要であり，女性化乳房，乳房痛が出現することがある．

5 ▶▶ ファロー四徴症（無酸素発作）

処方例

- 鎮静
① **ドルミカム**（ミダゾラム，注：10mg）
  1回 0.1〜0.3mg/kg を静注ないし筋注，注腸投与
② **モルヒネ**（モルヒネ塩酸塩，注：10mg，50mg）
  1回 0.1〜0.2mg/kg を皮下注ないし筋注，静注投与
- アシドーシス補正
③ **メイロン 7%**（炭酸水素ナトリウム，注：20mL）
  1回 1〜2mL/kg を緩徐に静注投与
- 輸液
④ **生食注**（生理食塩液，注：20mL，50mL，100mL）
  1回 10mL/kg を急速に静注投与
- β遮断薬
⑤ **インデラル**（プロプラノロール，注：2mg）
  1回 0.01〜0.1mg/kg を緩徐に静注投与
- 無酸素発作予防
⑥ **ミケラン**（カルテオロール，細粒：0.2%）
  0.1〜0.4mg/kg/日，分2，経口投与

■処方のポイント
迅速に対応すること，発作を予防することが重要である．

■Evidence
- Allen HD, et al. Moss and Adams' Heart disease in infants, children and adolescents. 7th ed. Williams & Wilkins, Baltimore. 2007. p.888.

■Pitfall/MEMO
モルヒネを投与すると発作が持続・増悪することがある．鎮静後も発作が改善しない場合にはアシドーシスの補正や輸液を行い，β遮断薬を投与する．発作があれば外科的治療を予定し，発作予防としてβ遮断薬の投与を行う．

6 ▶▶ 肺動脈性肺高血圧

処方例

①**レバチオ**（シルデナフィル，錠：20mg）
1mg/kg/日，分3で開始し，4mg/kg/日，分3～4，経口投与，まで増量可能
②**アドシルカ**（タダラフィル，錠：20mg）
0.5～1mg/kg/日，分1，経口投与（最高用量40mg/日）
③**トラクリア**（ボセンタン，錠：62.5mg）
体重<10kgで1回2mg/kgを1日2回，10～20kgで1回0.5錠（31.25mg）を1日2回，20～40kgで1回1錠（62.5mg）を1日2回，>40kgで1回2錠（125mg）を1日2回経口投与
④**アンブリセンタン**（ヴォリブリス，錠：2.5mg）
成人量：1日1回5mgを経口投与で開始（最高用量10mg/日）

■処方のポイント
- WHO/NYHA機能分類に応じた治療ガイドラインに従って治療を選択する．
- 経口薬の併用療法に対して無効である場合や重症右心不全を伴う場合には，プロスタグランジンI_2製剤であるエポプロステノール持続静注を導入する．

■Evidence
- Brast RJ, et al. J Am Coll Cardiol. 2009; 50: S78-84.
- 中山智孝. 小児科臨床. 2015; 68: 644-50.
- Abman SH, et al. Circulation. 2015; [Epub ahead of print].

■Pitfall/MEMO
トラクリアは，高度の肝機能障害が出現するため，1カ月毎の肝機能検査を行う．**トラクリア**は**レバチオ**との相互作用により，**レバチオ**の血中濃度が低下し，**トラクリア**の血中濃度が上昇するため注意が必要である．

7 ▶▶ 心筋炎，心筋症

処方例

A 心筋炎
- 心不全治療（5-1「心不全」の項を参照）
- 抗不整脈治療（5-2「不整脈」の項を参照）
- 抗血栓治療

①**アスピリン**（アセチルサリチル酸，原末）
3〜5mg/kg/日，分1，経口投与

②**ワーファリン**（ワルファリンカリウム，顆粒：0.2%，錠：0.5mg，1mg，5mg）
1歳未満で0.16mg/kg/日，1歳以上で0.04〜0.10mg/kg/日，分1，経口投与．プロトロンビン時間国際標準比（PT-INR）を1.6〜2.5に調節

B 肥大型心筋症
- 心不全治療

③**メインテート**（ビソプロロール，錠：0.625mg，2.5mg，5mg）
0.08〜0.2mg/kg/日，分1，経口投与

④**ワソラン**（ベラパミル，錠：40mg）
3〜6mg/kg/日，分3，経口投与（最高用量240mg/日）

⑤**レニベース**（エナラプリル，錠：2.5mg，5mg，10mg）
0.08mg/kg/日，分1，経口投与．適宜0.1〜0.4mg/kgまで漸増（最高用量10mg/日）

- 抗不整脈治療

⑥**リスモダン**（ジソピラミド，カプセル：50mg，100mg）
5〜10mg/kg/日，分3，経口投与

C 拡張型心筋症
- 心不全治療（5-1「心不全」の項を参照）
- 抗血栓治療（前記「A心筋炎」の項を参照）
- 抗不整脈治療（5-2「不整脈」の項を参照）

7 心筋炎，心筋症

■ 処方のポイント

A 心筋炎

- 心筋炎に対する治療の基本は，入院のうえ，安静と心不全治療，抗不整脈治療，抗血栓治療を行う．
- 抗ウイルス薬，ステロイド薬，免疫グロブリン製剤が使用されることがあるが，エビデンスに乏しい．
- 徐脈性不整脈にはペースメーカーが必要となることがあり，劇症型心筋炎の場合には早期に心肺補助循環装置を導入する．

B 肥大型心筋症

- 薬物療法の目的は，生命予後の改善，症状の軽減，合併症の予防にある．
- カルシウム拮抗薬である**ワソラン**は拡張能や心筋虚血改善効果があり有効である．
- アンジオテンシン変換酵素阻害薬である**レニベース**は，抗心筋線維化，抗心筋細胞肥大の効果がある．
- **リスモダン**は強い陰性変力作用を有し左室流出路の圧較差を軽減する．

C 拡張型心筋症

- 急性期には，入院のうえ，利尿薬，カテコラミンやホスホジエステラーゼ III 阻害薬による治療を行う．
- 慢性期には，血圧が安定したらアンジオテンシン変換酵素阻害薬を開始し，その後，β 遮断薬による治療を導入する．
- 血栓形成予防のため抗血小板薬，抗凝固薬を併用する．
- 利尿薬はレニン-アンジオテンシン-アルドステロン系の賦活化を防ぐため，持続静注で開始する，内服が可能となれば長時間作用型ないし短時間作用型であれば内服回数を多くして投与し，最少量にとどめるように注意する．

■ Evidence

- 日本循環器学会．小児期心疾患における薬物療法ガイドライン．循環器病の診断と治療に関するガイドライン．2013; 2012: 89-271.
- 日本小児循環器学会．小児心不全薬物治療ガイドライン．日本小児循環器学会雑誌．2015; 31 (Suppl 2).
- 日本循環器学会．肥大型心筋症の診療に関するガイドライン（2012年改訂版）．http://www.j-circ.or.jp/guideline/pdf/JCS2012_doi_h.

CHAPTER

5

循環器疾患

7 心筋炎,心筋症

pdf.

■ Pitfall/MEMO
- **ワーファリン**:新生児・乳児では抗凝固作用の感受性が年長小児や成人よりも高い.納豆や緑黄色野菜,クロレラはビタミンKが多く含まれているため効果を減弱させる.ビタミンK強化人工乳では効果は減弱し,母乳栄養児では効果過剰となる.
- **メインテート**:β遮断薬であるため気管支けいれんを増悪させることがあり,喘息患児への投与には注意する.また,乳児では低血糖にも注意が必要である.
- **ワソラン**:新生児,乳児期では感受性が高く,除脈,心停止に至ることがあるため禁忌である.末梢血管拡張作用により閉塞性肥大型心筋症では狭窄部の圧較差を増悪することがあり十分に注意する.
- **レニベース**:末梢血管を拡張するので左室流出路狭窄を有する場合には慎重に使用する.
- **リスモダン**:抗コリン作用による排尿困難や便秘,その他,低血糖や無顆粒球症がみられることがある.

8 ▶▶ 感染性心内膜炎（予防）

処方例

- 歯科，口腔，呼吸器の手技・処置に対する予防
- 消化器，泌尿生殖器，産婦人科疾患の手技・処置に対する予防
① **サワシリン**（アモキシシリン，細粒：10％，錠：250mg，カプセル：125mg，250mg）
  50mg/kg（最大量2g）を処置1時間前に1回経口投与
- 皮膚科処置に対する予防
② **ケフレックス**（セファレキシン，細粒：10％，20％，カプセル：250mg）
  50mg/kg（最大量2g）を処置1時間前に1回経口投与
- ペニシリンアレルギーがある場合
③ **ダラシン**（クリンダマイシン，カプセル：75mg，150mg）
  20mg/kg（最大量600mg）を処置1時間前に1回経口投与
④ **クラリシッド**（クラリスロマイシン，ドライシロップ：10％，錠：50mg，200mg）
  15mg/kg（最大量500mg）を処置1時間前に1回経口投与

■処方のポイント

Duke診断基準は成人の後天性心疾患を対象としたものであるが，小児感染性心内膜炎でも有用であり広く用いられる．治療は抗菌薬の静脈内投与により行う．予防することが重要であり，予防法は成人に準ずる．

■Evidence

- 日本循環器学会．感染性心内膜炎の予防と治療に関するガイドライン（2008年改訂版）．http://www.j-circ.or.jp/guideline/pdf/JCS2008_miyatake_h.pdf
- 中澤　誠，他．日本小児循環器学会雑誌．2012; 28: 6-39.

■Pitfall/MEMO

基礎疾患は，先天性心疾患が多い．原因としては歯科処置，心臓外科手術が多く，右心系心内膜炎の頻度が高い．

9 ▶▶ 川崎病

処方例

- 抗血栓治療

①**アスピリン**（アセチルサリチル酸，原末）
急性期には 30～50mg/kg/日，分 3，経口投与
解熱後は 3～5mg/kg/日，分 1 を発症後 6～8 週まで経口投与

②**フロベン**（フルルビプロフェン，顆粒：8％，錠：40mg）
3～5mg/kg/日，分 3，経口投与

③**ペルサンチン，アンギナール**（ジピリダモール，顆粒：12.5％，錠：12.5mg，25mg，100mg）
2～5mg/kg/日，分 3，経口投与

④**ワーファリン**（ワルファリンカリウム，顆粒：0.2％，錠：0.5mg，1mg，5mg）
0.05～0.12mg/kg/日，分 1，経口投与．プロトロンビン時間国際標準比（PT-INR）を 2.0～2.5 に調節．

- 抗狭心症治療

⑤**ノルバスク**（アムロジピン，錠：2.5mg，5mg，10mg）
1 回量 0.1～0.3mg/kg を 1 日 1～2 回経口投与（最高用量 6mg/日）

- 抗心不全治療（5-1「心不全」の項を参照）
- 虚血発作治療

⑥**ニトロール**（硝酸イソソルビド，錠：5mg）
1 回 1/3～1/2 錠を舌下投与，あるいは，0.5mg/kg/日，分 3～4，経口投与

■処方のポイント

- 急性期治療は，入院のうえ，免疫グロブリン療法を行う．近年，初回免疫グロブリン療法不応例を予測するスコアが提唱され，不応予測例に対してステロイドを併用する治療が推奨されている．
- 初回治療不応例に対しては，免疫グロブリン療法以外にステロイドパルス療法，生物学的製剤であるレミケード，免疫抑制薬であるネオーラル

を用い，その他，血漿交換を行う．

- 肝機能障害が強い場合には，**アスピリン**に代わり**フロベン**を用いる場合があるがエビデンスはない．
- 冠動脈瘤合併例では**アスピリン**と**ペルサンチン**ないし**アンギナール**との併用で血小板凝集抑制作用の相乗効果が期待できる．
- 中等～巨大冠動脈瘤合併例，急性心筋梗塞既往例や瘤内血栓形成が疑われる例には，**ワーファリン**を併用する．
- 心筋梗塞後の狭心症や心筋虚血の認められる場合には，長時間作用型カルシウム拮抗薬である**ノルバスク**が心血管イベントの減少に有用である．
- 急性心筋梗塞の際には，硝酸薬である**ニトロール**の舌下あるいは経口投与を試みる．

■ Evidence
- 日本小児循環器学会．川崎病急性期治療のガイドライン（平成24年改訂版）．日本小児循環器学会雑誌．2012; 28 (Suppl 3)．
- 日本循環器学会．川崎病心臓血管後遺症の診断と治療に関するガイドライン（2013年改訂版）．http://www.j-circ.or.jp/guideline/pdf/JCS 2013_ogawas_d.pdf．

■ Pitfall/MEMO
- **アスピリン**：発疹や気管支喘息，肝機能障害などの副作用に注意する．インフルエンザや水痘の罹患時には，Reye症候群の発症に注意が必要である．
- **ワーファリン**：年少児では抗凝固作用の感受性が年長児や成人よりも高い．納豆や緑黄色野菜，クロレラはビタミンKが多く含まれているため効果を減弱させる．ビタミンK強化人工乳では効果は減弱し，母乳栄養児では効果過剰となる．
- **ノルバスク**：うっ血性心不全や房室ブロックを合併している場合の併用は避ける．また，投与中止したときにはリバウンド現象が起こることがあり，漸減していく必要がある．新生児，乳児期では感受性が高いため使用は禁忌である．
- **ニトロール**：急な投薬中止では症状が悪化するため，漸減する．ただし，過度な血圧低下を認める場合には，ただちに本剤の投与を中止する．

1 ▶▶ イレウス

処方例

①**ガスモチン**（モサプリドクエン酸塩水和物，錠：2.5mg, 5mg, 散：1%）
0.3mg/kg/日，分3，経口投与，成人量15mg/日

②**大建中湯**（生薬乾燥エキス：カンキョウ，ニンジン，サンショウ，コウイを含有）
0.3〜0.5g/kg/日，分2〜3，経口投与，成人量15g/日

■ 処方のポイント

①**ガスモチン**：適応外使用である．5-HT$_4$受容体刺激薬で消化管蠕動を調整する．便秘型過敏性腸症候群にも用いられる．慢性偽性腸閉塞に有効なエビデンスがあるシサプリドは，同じ作用機序であるが現在使用できない．

②**大建中湯**：適応外使用である．幽門から小腸にかけて蠕動を亢進し，大腸においては蠕動収縮を促進する．サンショウがコリン作動性神経を刺激し，カンキョウがアドレノメデュリンの遊離を促進し腸管血流を増加させる．消化管けいれん性のイレウスに使用する小建中湯と使い分けたり，合剤（中建中湯）にして使用する．

■ Evidence

- 鳥居　明．臨床消化器内科．2015; 30: 239-44.
- Okada K, et al. Jpn J Clin Oncol. 2013; 43: 436-8.

■ Pitfall/MEMO

ガスモチンの代薬として，オピオイド受容体作動薬のセレキノン（マレイン酸トリメブチン）を使用することもある（適応外使用）．いずれもイレウスに関するエビデンスは乏しく，過敏性腸症候群での使用法に準ずる．

2 便秘症

処方例

① **グリセリン浣腸**（グリセリン，50％浣腸液：30mL，60mL，120mL）
2±1mL/kg/回，注腸．排便を認めるまで反復使用可能
② **ラキソベロン**（ピコスルファートナトリウム水和物，錠：2.5mg，液：0.75％）
0.15～0.25mg/kg/日，分1，経口投与．治療反応性をみながら適宜増減，成人標準量は5～7.5mg/日
③ **酸化マグネシウム**（酸化マグネシウム，原末）
0.05g/kg/日，分3，経口投与

■ **処方のポイント**
① **グリセリン浣腸**：直腸下部で塞栓状態となっている便を除去するために，初期治療として定期的に使用する．代用薬はテレミンソフト坐薬（ビサコジル）や新レシカルボン坐薬（炭酸水素ナトリウム・無水リン酸二水素ナトリウム）である．
② **ラキソベロン**：大腸粘膜上皮で主に大腸菌による代謝をうけ活性型に変化し，蠕動を促進するジフェノール型下剤である．年長児に短期間でアントラキノン系大腸刺激型下剤のプルゼニド錠（センノシド）が代用される．
③ **酸化マグネシウム**：腸管内への水分の移動を促進する．大量の水分を摂取するとより効果的である．

■ Evidence
- 日本小児栄養消化器肝臓学会，日本小児消化管機能研究会，編．小児慢性機能性便秘症診療ガイドライン．診断と治療社；2013．p.37-49．
- 関　祥孝，他．便秘症．小児内科．2010; 42（増刊号）：458-62．

■ Pitfall/MEMO
ラキソベロンで腹痛を訴える場合は，**酸化マグネシウム**単剤で維持療法を行い，漸減・間欠使用し中止する．

3 ▶▶ 急性虫垂炎

処方例

①**セフメタゾン**（セフメタゾールナトリウム，注：0.25g, 0.5g, 1g, 2g）
80〜100mg/kg/日，分3，点滴静注
②**メイアクト**（セフジトレンピボキシル，錠：100mg，小児用細粒：10%）
9〜10mg/kg/日，分3，経口投与

■ 処方のポイント

①**セフメタゾン**：腹部所見の消失をもって**メイアクト**に移行する．血液検査で炎症反応が改善していることを確認する．
②**メイアクト**：炎症反応の消失まで使用する．1週間前後が目安である．下痢をきたすので整腸剤を併用する．

■ Evidence

- 大滝雅博，他．日本腹部救急医学会雑誌. 2012; 32: 785-91.
- 吉田竜二，他．小児内科. 2010; 42（増刊号）: 463-6.

■ Pitfall/MEMO

原因菌である大腸菌，緑膿菌，バクテロイデス属をカバーするような点滴静注薬を選択する．ロセフィン（セフトリアキソン）やメロペン（メロペネム）も選択可能である．炎症が高度であれば，さらにアミカシン（アミカシン）とダラシン（クリンダマイシン）も併用する．3剤の注射薬を使用しても，2日間で腹部所見や血液検査の改善がない場合は，手術の適応である．

4 ▶▶ 肥厚性幽門狭窄症

処方例

①**アトロピン硫酸塩，硫酸アトロピン**（アトロピン硫酸塩水和物，
　注：0.5mg，散：原末）
　注：0.07〜0.1mg/kg/日，分8を哺乳前に緩徐静注
　散：注射薬有効量の倍量を分8で哺乳30分前に経口投与
②**ミリステープ**（ニトログリセリン，貼付薬：5mg）
　5mg/日を注射薬と同時に開始

■ 処方のポイント

①**アトロピン硫酸塩，硫酸アトロピン**：適応外使用．感受性が低下し脱神経状態となった筋細胞表面のムスカリン受容体に拮抗する．攣縮が解除されれば，2日以内にムスカリン受容体は機能的に回復し，再神経支配が約2週間で完了する．嘔吐が24時間みられなければ経口投与に移行する．経口薬の吸収率が50％であるため，注射薬有効量の倍量を経口投与する．

②**ミリステープ**：適応外使用．一酸化窒素（NO）を産生し細胞質内にあるguanyl cyclaseを活性化し，平滑筋を弛緩する．ムスカリン受容体の感受性が低下した状態でも，guanyl cyclaseを介する機能は保たれている．

■ Evidence
- 藤井喜充，他．大阪救急．2010; 82: 21-4.
- 名木田章，他．日本小児科学会雑誌．2006; 110: 1271-3.

■ Pitfall/MEMO

アトロピン硫酸塩の副作用として，頻脈と血圧低下がある．入院モニター管理で**アトロピン硫酸塩注**を開始し，心拍数180/分以上，収縮期血圧70mmHg以下となれば治療を中止する．経口投与量が決定し，嘔吐も認めず状態が安定していれば外来治療に変更する．経口投与は最低2週間とし，嘔吐がみられなければ終了してよい．

5 ▶▶ 腸重積

処方例

① **ブスコパン**（ブチルスコポラミン臭化物，注：20mg）
　0.2mg/kg　単回緩徐静注もしくは筋注
② **ドルミカム**（ミダゾラム，注：10mg）
　0.2mg/kg　単回緩徐静注，生理食塩水などで適量に希釈して使用

■ **処方のポイント**
① **ブスコパン**：腸管の緊張をとり整復率が上がることを期待して，非観血的整復（高圧浣腸）の直前に使用する．エビデンスは乏しい．
② **ドルミカム**：腹筋の緊張が軽減することを期待して，非観血的整復（高圧浣腸）の直前に使用する．エビデンスは乏しい．超音波整復のときには必要であることが多い．

■ **Evidence**
- 日本小児救急医学会ガイドライン作成委員会，編．エビデンスに基づいた小児腸重積症診療ガイドライン．へるす出版; 2012. p.40.

■ **Pitfall/MEMO**
小腸-小腸型の腸重積にはニトログリセリン貼付薬が有効との報告もみられるが（名木田章，他．日本小児科学会雑誌. 2009; 113: 827-33），エビデンスに乏しい．非観血的整復では，バルーンの固定法など手技的な工夫で整復率の向上を図ることが大切である．

6 胃炎，胃十二指腸潰瘍

6 ▶▶ 胃炎，胃十二指腸潰瘍

処方例

① **ガスター**（ファモチジン，錠剤：10mg，20mg，OD錠：10mg，20mg，散：2%，10%，注：10mg，20mg）
1mg/kg/日，分2，経口投与．成人量40mg/日，注射薬も同用量

② **セルベックス**（テプレノン，カプセル：50mg，細粒：10%）
3歳50mg，7.5歳75mg，12歳100mg，分3，経口投与．成人量150mg/日

■ 処方のポイント

① **ガスター**：H_2受容体に可逆的に結合し，特に夜間の酸分泌抑制作用を示すH_2阻害薬である．出血など症状が強いときは点滴静注で開始し，改善後に経口に移行する．維持療法は半量とする．

② **セルベックス**：出血が激しいときは止血作用のあるアルロイドG（アルギン酸ナトリウム）で開始し，改善後に移行する．他の防御因子増強薬でもよい．セルベックスには胃粘膜プロスタグランディンE_2, I_2増加作用があり，粘膜修復促進効果がある．

■ Evidence

- 中山佳子, 他. 小児内科. 2010; 42（増刊号）: 471-4.
- 秦堅佐工. 小児科診療. 1998; 61（増刊号）: 161.

■ Pitfall/MEMO

ピロリ菌感染症が原因である場合は，胃十二指腸潰瘍の治療を先行のうえ，ランサップなどの，アモキシシリン・クラリスロマイシン・プロトンポンプ阻害薬（PPI）の3剤併用による除菌療法を行う．PPIの方がH_2阻害薬よりも酸抑制効果は強力であるが，夜間の酸分泌が促進するという弱点もある．

7 ▶▶ 胃食道逆流症，逆流性食道炎

> **タケプロン** (ランソプラゾール，OD 錠: 15mg, 30mg, カプセル: 15mg, 30mg, 注: 30mg)
> 1〜11 歳で体重 30kg 未満: 15mg 分 1, 30kg 以上は 30mg 分 1 もしくは分 2, 12 歳以上で 30mg 分 1, 経口投与. 注射薬も同用量

■ 処方のポイント

プロトンポンプ阻害薬 (PPI) の酸分泌抑制効果は H_2 阻害薬より優れているが，投与期間は 8 週間までとされている．再発再燃を繰り返すときは，半量で維持療法に移行する．症状の消失を確認して，治療開始から 3〜6 か月で減量中止する．

■ Evidence
- 宮沢麗子. 小児内科. 2010; 42 (増刊号): 475-9.

■ Pitfall/MEMO

PPI は分 2 食前 30 分服用の方が，分 1 朝食後服用より治療効果が高いことが明らかにされている．同系統のパリエット (ラベプラゾール) は，内視鏡的変化を認めない非びらん性逆流症にも有効であり，小児では 7.5〜12 歳で 10mg/ 日が保険適応となっている．タケプロンは日本人に多型の多い CYP2C19 で代謝されるが，パリエットは代謝されないので，有効性が確認できなければ他方の PPI に変更する．非びらん性逆流症の治療は難渋するので, H_2 阻害薬，ガスモチン，六君子湯などを適宜追加する．

8 ▶▶ 炎症性腸疾患（潰瘍性大腸炎，クローン病）

処方例

①**プレドニン**（プレドニゾロン，錠：1mg, 5mg, 散：1％, 注：10mg, 20mg, 50mg）
1mg/kg/日，分3，経口投与もしくは静脈注射
②**ペンタサ**（メサラジン，錠：250mg, 500mg, 顆粒：94％, 注腸液：1g 100mL, 坐薬：1g）
30〜60mg/kg/日，分3，経口投与，活動期の最大量は4,000mg/日，分2，直腸内投与は20mg/kg/回（成人量1g）で1日1回

■処方のポイント

①**プレドニン**：炎症性腸疾患の寛解導入に用いる．内視鏡的に粘膜治癒を確認してから減量を開始する．効果に乏しく下部大腸病変をターゲットとする場合に，プレドネマ注腸（20mg, 60mL）を併用する．

②**ペンタサ**：効果は用量依存性である．作用部位は小腸が60％，大腸が40％とされている．サラゾピリン（サラゾスルファピリジン）とアサコール（メサラジン徐放薬）は大腸のみで作用する．潰瘍性大腸炎の場合は病変部位により坐薬を併用する．

■Evidence

- 今野武津子. 小児内科. 2010; 42（増刊号）: 488-91.
- 柳　忠宏, 他. 小児内科. 2010; 42（増刊号）: 492-6.

■Pitfall/MEMO

クローン病ではエレンタールなどを使用し，栄養療法を行う．2週間以内に改善しないか，2か月以内に寛解導入できない場合は，無効と判断し，次のステップに進む．ステロイドの注腸療法も無効であれば，専門施設で免疫抑制薬などの治療が必要である．

9 ▶▶ 過敏性腸症候群

処方例

①**コロネル**（ポリカルボフィルカルシウム，錠：500mg，細粒：83.3%）
12歳 1,000mg/日，成人量 1,500〜3,000mg/日，分3，毎食後に水とともに経口投与
②**セレキノン**（マイレン酸トリメプチン，錠：100mg，細粒：20%）
成人量 300〜600mg/日，分3，経口投与．年齢・体重により調整

■処方のポイント

①**コロネル**：第1選択薬である．高分子重合体であり便の水分量により適度な硬さにし，蠕動運動を調整する．即効性はないため，4週間使用し，改善がみられなければ，**セレキノン**を追加する．
②**セレキノン**：**コロネル**と併用する．腸管のオピオイド受容体に働き，消化管の異常な運動を調整する．

■Evidence

- Fukudo S, et al. J Gastroenterol. 2015; 50: 11-30.
- 鳥居 明．臨床消化器内科．2015; 30: 239-48.

■Pitfall/MEMO

ドンペリドンや整腸剤の有効性が確認されている．成人男性の下痢型にはイリボー（ラモセトロン）が，男性・女性の下痢型にロペミン（ロペラミド）が使用される．便秘型にはアミティーザ（ルビプロストン）やガスモチン（モサプリド）が使用される．これらで改善しない場合は三環系抗うつ薬などの適応となり，専門施設への紹介が必要である．

10 ▶▶ 急性肝炎

処方例

①**グリチロン**（グリチルリチン，配合錠：50mg，100mg）
1～3錠，分3，経口投与，成人最大量9錠/日
②**ウルソ**（ウルソデオキシコール酸，錠：50mg，100mg，顆粒：5%）
利胆：2.5mg/kg/日，分3，経口投与，成人量150mg/日
胆石溶解：10mg/kg/日，分3，経口投与，成人量600mg/日

■ 処方のポイント

①**グリチロン**：急性期には，強力ネオミノファーゲンCの点滴静注で状態を安定化させ漸減中止する．速やかな肝機能改善がみられない場合は内服に変更し緩徐に漸減していく．

②**ウルソ**：胆汁酸の中で最も親水性が高く界面活性作用が弱いことから，細胞障害性が低い．他の胆汁酸との置換効果により，体内の組成がウルソデオキシコール酸優位となり，胆汁酸うっ滞による細胞障害を軽減する．

■ Evidence

- 虻川大樹．小児科診療．2004; 67（増刊号）: 190-15.
- 藤澤知雄．小児内科．2010; 42（増刊号）: 480-3.

■ Pitfall/MEMO

ウルソ単剤でも抗炎症作用があるが，不十分な場合には**グリチロン**を併用する．**グリチロン**は含有メチオニンにアンモニア上昇作用があり，末期肝硬変患者には禁忌である．また，偽性アルドステロン症に注意する必要がある．定期的に血清総胆汁酸を測定し，上昇傾向があり減黄効果がなければ，**ウルソ**の投与を中止する．

11 ▶▶ 急性膵炎

処方例

> **フオイパン**（カモスタットメシル酸塩，錠：100mg）
> 10〜15mg/kg/日，分3，経口投与，成人量600mg/日

■ 処方のポイント

トリプシン，カリクレイン，プラスミン，トロンビンや補体の阻害作用がある．慢性膵炎の急性症状（腹痛，悪心，嘔吐，黄疸）が保険適応である．急性膵炎の初期治療後に，経口摂取が可能になれば，**フオイパン**の経口投与に切り替える．血液検査が正常化すれば内服を中止する．

■ Evidence

- 鈴木光幸．小児内科．2010; 42（増刊号）: 484-7.
- 小林尚弥，他．小児科診療．2004; 67（増刊号）: 201-6.

■ Pitfall/MEMO

小児の急性膵炎は，膵管胆道系形態異常に伴うものが多いが，病初期に原因を特定することは困難である．まず保存的治療で，発症の鎮静化を図ることが大切である．また，**フオイパン**は消化液中のトリプシン阻害作用があり，術後逆流性食道炎にも有効である．

12 ▶▶ 肛門周囲膿瘍

処方例

十全大補湯(生薬乾燥エキス：オウギ，ケイヒ，ジオウ，シャクヤク，センキュウ，ソウジュツ，トウキ，ニンジン，ブクリョウ，カンゾウを含有)
0.3〜0.5g/kg/日，分2〜3，経口投与

■処方のポイント
漢方薬における代表的な補剤であり，免疫賦活作用や骨髄機能賦活作用により全身状態を改善させ，瘻孔の治癒を促進させる．滲出液がみられなくなるまで継続する．

■Evidence
- Ohya T, et al. Pediatr Int. 2004; 46: 72-6.
- 東間未来，他．小児内科．2010; 42 (増刊号)：501-2.

■Pitfall/MEMO
切開排膿処置の補助療法として投与する．便付着による肛門部のびらんにより，創傷の治癒が遅延するので，軟膏（アズノール軟膏などの保護剤）や止痢薬，整腸薬を適宜使用する．経口抗菌薬や抗菌薬軟膏の有効性は確認されていない．

1 ▶▶ 尿路感染症

処方例

A 経口薬

①**サワシリン**（アモキシシリン，カプセル：250mg，錠：250mg，細粒：10%）
20〜40mg/kg/日，分3，経口投与

②**メイアクトMS**（セフジトレンピボキシル，錠：100mg，小児用細粒：10%）
9mg/kg/日，分3，経口投与

B 注射薬

③**ビクシリン**（アンピシリンナトリウム，注：0.5g, 1g）
100mg/kg/日，分3，点滴静注

④**パンスポリン**（セフォチアム塩酸塩，注：0.5g, 1g，静注用バッグ：1g）
100mg/kg/日，分3，点滴静注

⑤**セフォタックス**（セフォタキシムナトリウム，注：1g）
150mg/kg/日，分3〜4，点滴静注

⑥**ロセフィン**（セフトリアキソンナトリウム水和物，注：1g）
75mg/kg/日，分1，点滴静注

⑦**セフメタゾン**（セフメタゾールナトリウム，注：1g）
100mg/kg/日，分3，点滴静注

⑧**トブラシン**（トブラマイシン，注：10mg, 60mg）
5mg/kg/日，分3，点滴静注

■ 処方のポイント

- 尿の検鏡やグラム染色で，桿菌を認めれば，*E. coli, Klebsiella* 属を想定し，セフェム系抗菌薬（②④⑤⑥のいずれか）を選択し，球菌であれば，セフェム系抗菌薬に耐性を示す *Enterococcus feacalis*（腸球菌）を想定し，ペニシリン系抗菌薬（①③のいずれか）を選択する．
- 下部尿路感染症は，経口抗菌薬（①②のいずれか）を3〜5日間投与する．

1 尿路感染症

- 上部尿路感染症では，腎瘢痕形成を防ぐため，適切に尿培養の検体採取後，速やかに抗菌薬治療を開始する．菌血症の合併が多い 3 か月未満の乳児例や重症例の初期治療は，入院による抗菌薬の経静脈投与が望ましい．48~72 時間後に治療の効果判定と起炎菌，感受性の確認を行い，より狭域な抗菌スペクトラムの抗菌薬に変更する．3~7 日間の経静脈投与ののち，臨床症状の改善が認められれば，経口抗菌薬に変更する．抗菌薬は，14 日間投与することが推奨されている．

■ Evidence
- Roberts KB. Pediatrics. 2011; l28: 595-610.

■ Pitfall/MEMO
近年，*E. coli* を含む尿路感染症の起炎菌には Extended-spectrum beta-lact amases（ESBL）産生株の増加が指摘されており，ペニシリンやセフェム系抗菌薬に対する耐性化が臨床上，大きな課題となっている．菌血症を合併していなければ，セファマイシン系（⑦）やアミノグリコシド系（⑧）抗菌薬による治療が可能である．

CHAPTER

7

腎・泌尿器・生殖器疾患

2 ▶▶ 急性腎炎症候群

処方例

①**サワシリン**（アモキシシリン，カプセル：250mg，錠：250mg，細粒：10%）
30〜40mg/kg/日，分3，経口投与
②**クラリス**（クラリスロマイシン，ドライシロップ：10%，錠：50mg, 200mg）
10〜15mg/kg/日，分2，経口投与
③**ラシックス**（フロセミド，錠：20mg, 40mg，細粒：4%）
1〜2mg/kg/日，分2，経口投与
④**アダラート**（ニフェジピン，L錠：10mg, 20mg，カプセル：5mg, 10mg）
0.25〜2mg/kg/日，分2，経口投与
⑤**ペルジピン**（ニカルジピン塩酸塩，注：2mg, 10mg, 25mg）
0.5μg/kg/分から開始し，最大6μg/kg/分まで増量可．持続静注

■ **処方のポイント**
①**サワシリン**：溶連菌感染が証明された場合は，抗菌薬治療を行う．
②**クラリス**：ペニシリン系抗菌薬アレルギーがある場合に用いる．
③**ラシックス**：腎機能障害に伴う溢水，高血圧にはループ利尿薬を用いる．
④**アダラート**：コントロール困難な高血圧には，カルシウム拮抗薬を併用する．
⑤**ペルジピン**：頭痛，けいれん，悪心・嘔吐などの高血圧脳症を疑う症状を認める場合は，入院の上，カルシウム拮抗薬静注による迅速な対応が必要である．

■ **Evidence**
- KDIGO Clinical Practice Guideline for Glomerulonephritis. Kidney Int Suppl. 2012; 2: 200-8.

■ Pitfall/MEMO

- 本症は，自然治癒傾向の強い疾患であるため，安静と溢水に対する塩分制限（0～3g/ 日），水分制限（前日尿量＋不感蒸泄量 400mL/m^2/ 日）および血圧管理などの対症療法が基本となる．
- 急性期の溢水に起因する高血圧，心不全は予後不良因子となるため，これらの症状がみられる場合は，入院の上，十分な安静と血圧管理が必要である．
- 急激な血圧上昇は，高血圧緊急症や可逆性後頭葉白質脳症（posterior reversible encephalopathy syndrome: PRES）の原因ともなるので，積極的に治療を行う．

3 ▶▶ 紫斑病性腎炎

処方例

① **ペルサンチン，アンギナール**（ジピリダモール，錠：25mg，カプセル：150mg，散：12.5％）
3mg/kg/日，分3で開始し，副作用（頭痛）がなければ1週間後から6〜7 mg/kg/日（最大量：300mg/日）で経口投与
② **ロンゲス**（リシノプリル，錠：10mg，20mg）
0.1〜0.4mg/kg/日，分1，経口投与（最大量：20mg/日）
③ **プレドニン**（プレドニゾロン，錠：1mg，5mg，散：1％）
1〜2mg/kg/日（最大量：60mg/日），分2〜3で4週間経口投与し，以後6〜12か月で漸減中止
④ **ブレディニン**（ミゾリビン，錠：25mg，50mg）
3〜5mg/kg/日（最大150mg/日），分1，経口投与
⑤ **ワーファリン**（ワルファリンカリウム，錠0.5mg，1mg，5mg，顆粒0.2％）
トロンボテストで20〜50％となるよう投与量を調節し，安全のため0.05〜0.1mg/kg/日より経口投与開始．分1

■ **処方のポイント**
- 血尿のみの場合は経過観察する．
- 蛋白尿の軽症例（＜1g/日）の場合には，①あるいは，②を投与する．
- ネフローゼ症候群，腎機能低下や高度蛋白尿（＞1g/日）が持続する場合には，腎生検を施行し組織学的重症度に応じて治療方針を決める．国際小児腎臓病研究班（ISKDC）の分類でgrade I〜IIの場合は，軽症例の治療を行う．grade III以上の場合は，①②に加えて③④⑤を加えた多剤併用療法（カクテル療法）を行う．

■ **Evidence**
- Zaffanello M. Pediatr Nephrol. 2009; 24: 1901-11.
- KDIGO Clinical Practice Guideline for Glomerulonephritis. Kidney Int Suppl. 2012; 2: 218-20.

■Pitfall/MEMO

ISKDC 分類で grade IIIb〜Ⅵ の場合，あるいは急速進行性腎炎を呈する重症例に対しての治療は確立していないが，ステロイドパルス療法，ウロキナーゼ・パルス療法，シクロスポリン療法が必要なため，小児腎臓病専門医へコンサルトする．

4 ▶▶ IgA 腎症

📋 処方例

A アンジオテンシン変換酵素阻害薬（ACE-I）・アンジオテンシンⅡ受容体拮抗薬（ARB）

①**ロンゲス**（リシノプリル，錠：10mg，20mg）
0.4mg/kg/ 日，分 1，経口投与（最大量：20mg/ 日）

②**レニベース**（エナラプリル，錠：2.5mg，5mg）
0.2mg/kg/ 日，分 1，経口投与（最大量：10mg/ 日）

③**ニューロタン**（ロサルタン，錠：50mg）
1mg/kg/ 日，分 1，経口投与（最大量：100mg/ 日）

B 漢方薬

④**ツムラ柴苓湯エキス顆粒 3g，カネボウ柴苓湯エキス顆粒 2.7g**（柴苓湯）
1 包 / 日，分 2（体重 20kg 以下），2 包 / 日，分 2（20〜40kg），3 包 / 日，分 3（40kg 以上），経口投与

C 副腎皮質ステロイド薬（原則 2 年間投与）

⑤**プレドニン**（プレドニゾロン，錠：1mg，5mg，散：1%）
2mg/kg/ 日（最大量：80mg/ 日），分 3，連日経口投与．4 週間投与後，2mg/kg/ 日，分 1，隔日投与とし，以後漸減中止

D 免疫抑制薬（2 年間投与）

⑥**イムラン**（アザチオプリン，錠：50mg）
2mg/kg/ 日（最大量：100mg/ 日），分 1，経口投与

⑦**ブレディニン**（ミゾリビン，錠：25mg，50mg）
4mg/kg/ 日（最大量：150mg/ 日），分 2，経口投与

E 抗凝固薬

⑧**ワーファリン**（ワルファリンカリウム，錠：0.5mg，1mg，5mg，顆粒：0.2%）
トロンボテストで 20〜50％となるよう投与量を調節し，安全のために 0.5〜1mg/ 日より経口投与開始．分 1

4 IgA 腎症

F 抗血小板薬

⑨**ペルサンチン，アンギナール**（ジピリダモール，錠: 25mg，カプセル 150mg，散: 12.5%）

3mg/kg/ 日，分 3 で経口投与開始し，副作用（頭痛）がなければ 1 週間後から 6〜7mg/kg/ 日（最大量: 300mg/ 日）で経口投与

■ 処方のポイント

- 高度蛋白尿（> 1g/ 日），または中等度以上のメサンギウム増殖，半月体形成，癒着，硬化病変のいずれかの所見を有する糸球体が全糸球体の 80％以上，または半月体形成が全糸球体の 30％以上であるものを重症例とする．
- 重症例には，副腎皮質ステロイド薬，免疫抑制薬，抗凝固薬，抗血小板薬を用いた 2 年間の多剤併用療法（カクテル療法）を行う．
- 上記の重症例以外の軽症例は，ACE-I, ARB のいずれか，もしくは漢方薬を 2 年間以上投与する．ACE-I, ARB は，少量から開始する．

■ Evidence

- 小児腎臓病学会，編．小児 IgA 腎症治療ガイドライン 1.0 版．2007．

■ Pitfall/MEMO

ACE-I, ARB は，催奇形性があるので，妊娠可能年齢になった女性には十分に説明を行い，挙児希望がある場合は投与を中止する．

5 ループス腎炎

5 ▶▶ ループス腎炎

処方例

A 寛解導入療法（組織型に準じて①〜④を用いる）

①**プレドニン**（プレドニゾロン，錠：1mg, 5mg）
1mg/kg/日，分 2〜3，経口投与

②**ソル・メドロール**（メチルプレドニゾロン，注：40mg, 125mg, 500mg）
30mg/kg/回（最大 1g）を 5%ブドウ糖液に溶解し 2〜3 時間で点滴静注，3 日間連続，2〜3 クール施行．血小板数が 10 万/μL 以上なら維持輸液に 200U/kg/日のヘパリンを添加する．

③**エンドキサン**（シクロホスファミド，注：100mg, 500mg）
500mg/m^2（最大 750mg）を 5%ブドウ糖液 200mL に溶解し 2 時間で静注．投与後 2 日間は 2,000〜2,500mL/m^2 の輸液を施行．月 1 回，最低 6 回施行し，その後 2〜3 か月ごとに最大 12 回まで投与．

④**セルセプト**（ミコフェノール酸モフェチル，カプセル：250mg）
1,000〜1,200mg/m^2/日，分 2，経口投与

B 寛解維持療法

⑤**プレドニン**（プレドニゾロン，錠：1mg, 5mg）
1mg/kg/日から減量し最終的に 5〜10mg/日連日経口投与．分 1

⑥**ブレディニン**（ミゾリビン，錠：25mg, 50mg）
5〜10mg/kg/日，分 1，経口投与

⑦**イムラン**（アザチオプリン，錠：50mg）
1〜2mg/kg/日，分 1，経口投与

⑧**プログラフ**（タクロリムス，カプセル：0.5mg, 1mg）
3mg/日，分 1，経口投与

⑨**セルセプト**（ミコフェノール酸モフェチル，カプセル：250mg）
1,000〜1,200mg/m^2/日，分 2，経口投与

5 ループス腎炎

■ 処方のポイント

- ループス腎炎の病理組織は ISN/RPS2003 分類を用いて I〜VI に分類し，治療方針を決定する．
- ループス腎炎を標的にした免疫抑制療法は，III・IV・V 型が対象となる．I・II・VI 型は，腎外病変のコントロールを目標に免疫抑制療法を行う（4-3. 全身性エリテマトーデス，48 頁を参照）．
- 寛解導入には，①，②，③，④のいずれかを組織型に準じて用いる．
- I〜V 型には①を用い，III・IV・V 型には必要に応じて②を施行する．III・IV 型で活動性が高い場合は③あるいは④を①と併用する．
- 寛解維持療法は，低用量ステロイド（⑤）に加え，ステロイドの減量と再発を防止する目的で免疫抑制薬を併用する．寛解導入に免疫抑制薬を使用した場合はそのまま継続する．III・IV 型には，シクロホスファミド大量療法終了時から，II・V 型は寛解導入療法開始と同時に，I 型は⑤の減量中に再燃した際に，⑥または⑦を開始する．⑥⑦投与中に再燃するときは，⑧または⑨に変更する．免疫抑制薬を，2〜3 年以上使用する．

■ Evidence

- KDIGO Clinical Practice Guideline for Glomerulonephritis. Kidney Int Suppl. 2012; 2: 221-32.
- Hahn BH. Arthritis Care Res. 2012; 64: 797-808.
- Weening JJ. J Am Soc Nephrol. 2004; 15: 241-50.

■ Pitfall/MEMO

III・IV 型には主にシクロホスファミド大量療法が行われてきたが，副作用として性腺機能抑制と発がん性といった問題がある．近年，ミコフェノール酸モフェチルの有効性が示されシクロホスファミド大量療法と同等の効果が報告されている．

6 ネフローゼ症候群

6 ▶▶ ネフローゼ症候群

> **プレドニン**（プレドニゾロン，錠：1mg，5mg，散：1％，注：10mg，20mg）
> **A 初発時の治療**
> 60mg/m²/日（最大量：60mg/日），分3，連日，4週間に続いて，40mg/m²/日（最大量：40mg/日），分1，朝，隔日，4週間
> **B 再発時の治療** ①または②を選択する．
> ① 60mg/m²/日（最大量：60mg/日），分3，連日，尿蛋白消失確認後3日まで投与した後，40mg/m²/日（最大量：40mg/日），分1，朝，隔日，4週間
> ② 60mg/m²/日（最大量：60mg/日），分3，連日，尿蛋白消失確認後3日まで投与した後，60mg/m²/日（最大量：60mg/日），分1，朝，隔日，2週間，30mg/m²/日（最大量：40mg/日），分1，朝，隔日，2週間，15mg/m²/日（最大量：20mg/日），分1，朝，隔日，2週間

■ 処方のポイント
- 小児のネフローゼ症候群の約90％が特発性であり，その約90％が微小変化型ネフローゼ症候群である．微小変化型の約90％がステロイド感受性であるため，腎生検を行わず，まずステロイド治療を行う．
- 頻回再発型やステロイド抵抗性ネフローゼ症候群ではステロイドの副作用軽減目的で免疫抑制薬を用いるが，これらの症例では長期的な管理が必要となるため，小児腎臓病専門医の介入が望ましい（治療に関しては下記のガイドラインを参照されたい）．

■ Evidence
- 日本小児腎臓病学会，編．小児特発性ネフローゼ症候群診療ガイドライン2013．診断と治療社；2013．
- KDIGO Clinical Practice Guideline for Glomerulonephritis. Kidney Int Suppl. 2012; 2: 163-76.

■ Pitfall/MEMO

• 初発時は入院管理とする．安静度は基本的には制限せず，絶対安静は血栓症のリスクとなるため避ける．血管内脱水が進行してショックになるおそれがあるため，水分制限は行わない．浮腫があるときは，塩分制限（0〜3g/日）を行う．蛋白の摂取量は制限しない．

• 頻回再発型およびステロイド抵抗性ネフローゼ症候群は腎生検を行うことが望ましく，小児腎臓病専門医に相談する．

7 ▶▶ 尿細管性アシドーシス

処方例

> **ウラリット-U**（クエン酸K・クエン酸Na配合，配合散：1g中に下記成分を含有する．クエン酸カリウム463mg，クエン酸ナトリウム水和物390mg，配合錠：1錠中に下記成分を含有する．クエン酸カリウム231.5mg，クエン酸ナトリウム水和物195.0mg）
> 添付文書では小児用量は定められていない．
> 経口投与量は尿細管性アシドーシス（renal tubular acidosis: RTA）の型や年齢により異なる．
> 遠位型RTAは乳児期から思春期までは重炭酸イオンとして2〜4mEq/kg/日，年長児では1〜2mEq/kg/日を投与の目安とする．
> 近位型RTAではアシドーシスを完全に補正する必要があるため，重炭酸イオンとして5〜15mEq/kg/日を投与する．

■ **処方のポイント**

配合散剤1gは重炭酸イオンとして9mEqに相当する．また配合錠の1錠は配合散剤の0.5gに相当する．

■ **Evidence**

- 高橋和浩. In: 金子一成, 他編. 50の典型例で学ぶ小児の腎泌尿器疾患. 診断と治療社; 2011. p.212-6.

■ **Pitfall/MEMO**

尿細管性アシドーシスが近位型か遠位型かにより重炭酸の補充量が異なるため，塩化アンモニウム負荷試験・血液ガス分析・血清電解質・尿検査を行い，RTAの病型の確定診断を行う．

8 ▶▶ Dent病

処方例

ヒドロクロロチアジド「トーワ」(錠: 12.5mg, 25mg, 口腔内崩壊錠: 12.5mg)
0.2〜2mg/kg/日,分2,経口投与

■ 処方のポイント

著しい高カルシウム尿症を伴う場合に投与を検討する．本薬剤と降圧薬を併用するときは，血圧を適宜測定し，低血圧にならないように投与量の調整が必要である．

■ Evidence
- 松山 健．臨床病理レビュー．2013; 149: 67-9.

■ Pitfall/MEMO

Dent病は尿細管性蛋白尿，腎石灰化，高カルシウム尿症を認める疾患で，原因の60〜70％はクロライドチャネル5遺伝子（*CLCN5*）の異常である．Dent病の根治的治療はないため，尿細管機能障害の症状に対する対症療法をする．Dent病に認められる高カルシウム尿症は腎石灰化の原因となるため，予防が必要である．サイアザイド系利尿薬は尿細管においてカルシウムの再吸収を促進させる作用がある．

9 ▶▶ Bartter症候群，Gitelman症候群

処方例

①**塩化カリウム**〔塩化カリウム，散：1g中塩化カリウム1g（カリウムとして13.4mEq）含有〕
カリウムとして3〜10mEq/kg/日，経口投与
②**アルダクトンA**（スピロノラクトン，細粒：10％，錠：25mg，50mg）
1〜4mg/kg/日，分3〜4，経口投与
③**インダシン**（インドメタシン，カプセル：25mg，坐薬：50mg）
1〜5mg/kg/日，分2，経口投与

■ 処方のポイント

①**塩化カリウム**：カリウムとクロライドを補充する目的で使用する．重大な副作用として消化管閉塞，潰瘍，心臓伝達障害がある．
②**アルダクトンA**：レニン-アンジオテンシン系の亢進によるカリウムの尿中喪失を減らす目的で使用する．
③**インダシン**：低カリウム血症により腎臓でのプロスタグランジンが過剰産生されるため，プロスタグランジン産生抑制目的で使用する．

■ Evidence

- 野津寛大，他. 小児科診療. 2008; 71: 305-10.

■ Pitfall/MEMO

Bartter症候群，Gitelman症候群は，先天性尿細管機能異常による低カリウム血症，代謝性アシドーシス，高レニン・高アルドステロン血症を特徴とする．治療の基本は，高アルドステロン血症とプロスタグランジンの過剰産生の抑制と低カリウム血症の補正である．

10 ▶▶ 夜尿症

処方例

① **ミニリンメルト**（デスモプレシン，OD 錠：120μg，240μg）
通常，1 日 1 回就寝前に 120μg から経口投与を開始する．効果不十分な場合は，240μg に増量する．

② **バップフォー**（プロピベリン，細粒：2%，錠：10mg，20mg）
小児用量の設定はされていないが, the International Children's Continence Society (ICCS) のガイドラインでは，「プロピベリン 0.4mg/kg 就寝時 1 回投与，無効時は 2 倍に増量」と記載されている．

■処方のポイント

① **ミニリンメルト**：本剤使用前に観察期間を設ける．起床時尿を採取し，尿浸透圧の平均値が 800mOsm/L 以下あるいは尿比重の平均値が 1.022 以下であることを確認して使用する．

② **バップフォー**：抗コリン薬単独治療による効果は乏しく，その有効性を示した報告はほとんど存在しないため，第 1 選択薬としては推奨されない．デスモプレシン抵抗性の夜尿症に対して，デスモプレシンと併用した場合の有用性を示す報告はある．

■Evidence

- Glazener CM, et al. Cochrane Database Syst Rev. 2002;(3): CD002112.
- Neveus T, et al. J Urol. 2010; 183: 441-7.

■Pitfall/MEMO

- **ミニリンメルト**：重篤な副作用として水中毒や低ナトリウム血症があげられる．投与の 2〜3 時間前（夕食後）より翌朝までの飲水は極力避け，過度に飲水してしまった場合は本剤の投与を行わない．
- **バップフォー**：抗コリン薬の最も問題となる副作用は，便秘と残尿の増加である．なお，夜尿症に対する保険適用はない．

11 ▶▶ 腎性尿崩症

処方例

①**ヒドロクロロチアジド「トーワ」**（錠：12.5mg, 25mg, 口腔内崩壊錠：12.5mg）
　2～4mg/kg/日, 分2～3, 経口投与
②**インダシン**（インドメタシン, カプセル：25mg, 坐薬：50mg）
　1～3mg/kg/日, 分1～3, 経口投与

■ 処方のポイント

①**ヒドロクロロチアジド「トーワ」**：腎性尿崩症にサイアザイド系利尿薬が効く機序は次のように考えられている．遠位尿細管でのNa-Cl共輸送体を抑制させることにより，同部位でのNa利尿を促進させる．その結果，細胞外液量が減少し，近位尿細管での水・電解質の再吸収を促進させ尿量が減少する．

②**インダシン**：抗利尿ホルモンの作用に拮抗するプロスタグランジンの産生抑制を期待して使用する．

■ Evidence

- 森田龍頼. 排尿障害プラクティス. 2009; 17: 135-40.
- Stokes JB. Am J Physiol. 1981; 240: F471-80.

■ Pitfall/MEMO

- **ヒドロクロロチアジド「トーワ」**：サイアザイド系利尿薬による低カリウム血症を予防する目的でカリウム保持性利尿薬（スピロノラクトン）を併用するか，塩化カリウム製剤によるカリウムの補充を行う．
- **インダシン**：サイアザイド系利尿薬で効果が不十分の場合に併用を考慮する．本薬剤は胃腸障害や胃十二指腸潰瘍を起こすことがあるため注意が必要である．

12 ▶▶ 包茎, 亀頭包皮炎, 外陰腟炎

処方例

① **リンデロンV軟膏**（ベタメタゾン吉草酸エステル，軟膏：5g, 10g, 200g，クリーム：5g, 10g, 30g，ローション：10mL）．1日1〜数回塗布する．

② **リンデロンVG軟膏**（ベタメタゾン吉草酸エステル・ゲンタマイシン硫酸塩，軟膏：5g, 10g, 200g，クリーム：5g, 10g, 30g，ローション：10mL）．1日1〜数回塗布する．

③ **ゲンタシン軟膏**（ゲンタマイシン硫酸塩，軟膏：0.1% 10g，クリーム：0.1% 10g）．1日1〜数回塗布またはガーゼにて貼布する

■処方のポイント

① **リンデロンV軟膏**：小児の包茎で包皮輪が狭い症例は，ステロイド軟膏塗布による保存的な治療を行う．2〜4週間程度塗布する．

② **リンデロンVG軟膏**：亀頭包皮炎に対して使用する．軟膏は包皮の内側に塗布できないため，ローションを数日間塗布する．

③ **ゲンタシン軟膏**：小児期の外陰炎，腟炎の治療の基本は外陰部を清潔にすることである．多臓器の感染症と合併している場合には，抗菌薬の全身投与も行う．

■ Evidence

- 村松真樹，他．日本小児泌尿器科学会雑誌．2010; 19: 27-30.
- 佐々木ひと美，他．小児科診療．2005; 68: 509-14.
- 井澤雅子．小児科診療．2012; 75: 2099-100.

■ Pitfall/MEMO

- 包茎：包皮を牽引し外尿道口を視認できれば，亀頭を露出できなくても医学的に問題はない．排尿に対する影響がない場合は治療の必要性はない．
- 亀頭包皮炎：起因菌はグラム陽性球菌（特に黄色ブドウ球菌）が多い．
- 外陰腟炎：小児おける外陰腟炎の起因菌はコリネバクテリウムが多い．その他，ブドウ球菌，カンジダ，大腸菌が起因菌となる．

13 ▶▶ 高血圧症候群

> **処方例**
>
> ① **レニベース**（エナラプリルマレイン酸，錠：2.5mg，5mg，10mg）
> 生後1か月以上には，0.08mg/kg/日，分1，6歳以上には0.07mg/kg/日，分1（最大量：20mg）経口投与
> ② **アダラート**（ニフェジピン，カプセル：5mg，10mg）
> 0.08～0.2mg/kg/日，分1，経口投与

■ **処方のポイント**

薬物療法は，高血圧による症状がある場合，本態性高血圧に対して食餌療法や運動を4～6か月行っても高血圧が持続する場合，臓器障害合併例，二次性高血圧などに対して行う．第1選択薬は，小児における有効性と安全性が確立しているアンジオテンシン変換酵素阻害薬やカルシウム拮抗薬を選択する．

■ **Evidence**
- 中尾正俊．日本臨床内科医会会誌．2015; 29: 682-6.

■ **Pitfall/MEMO**

小児の高血圧は成人と比べ頻度が低く，しかも年齢が低いほど二次性高血圧が80％と多い．二次性高血圧は原疾患の治療により改善が期待できる．また小児の本態性高血圧の約半数は肥満に関連していることが知られている．肥満に伴う高血圧に対しては，非薬物療法である食餌療法と運動を基本とする．

1 ▶▶ 鉄欠乏性貧血

処方例

①**インクレミン**（溶性ピロリン酸第二鉄，シロップ：5％，1mL 中鉄として 6mg 含有）
4mg/kg/ 日，分 3～4，食前または食後に経口投与
②**フェロミア**（クエン酸第一鉄ナトリウム，錠：50mg，1 錠中に鉄として 50mg 含有，顆粒：8.3％，1.2g 中に鉄として 100mg 含有）
4mg/kg/ 日，分 1～2，食前または食後に経口投与（成人量：100～200mg/ 日）
③**フェルム**（フマル酸第一鉄，カプセル：100mg，1 カプセル中に鉄として 100mg 含有）
成人量として 100mg を 1 日 1 回経口投与

■ 処方のポイント

鉄剤は空腹時の方が吸収はよいが，嘔気などの消化器症状が出現する場合は食後に内服させてもよい．茶に含まれるタンニンは鉄剤と結合し鉄の吸収を阻害するが，通常はその影響は軽微であるため，服用時の茶の使用を厳格に中止する必要はない．通常 1 か月以内に貧血は改善するが，貯蔵鉄の不足を補うため，さらに 2～3 か月の鉄剤投与が必要である．

■ Evidence
- Lopez A, et al. Lancet. 2016; 387: 907-16.

■ Pitfall/MEMO

ヘリコバクター・ピロリ菌に感染すると，鉄の吸収が低下するため鉄欠乏性貧血をきたすことがある．その場合は鉄剤投与に対しても反応が悪く，年長児の原因が明確でない鉄欠乏性貧血では，ヘリコバクター・ピロリ菌の検査を同時に行う．

2 ▶▶ 免疫性血小板減少性紫斑病（ITP）

処方例

①**献血ベニロン-I，献血ヴェノグロブリンIH**（人免疫グロブリンG，注：500mg, 1g, 2.5g, 5g）入院の上，1g/kgを8〜12時間で点滴静注．投与後4日までに血小板数が5万以上に増加しなければ，再度，同量を投与．

②**プレドニン，プレドニゾロン**（プレドニゾロン，錠：1mg, 2.5mg, 5mg，散：1％）1〜2mg/kg/日，分2〜3，経口投与

③**レボレード**（エルトロンボパグ，錠：12.5mg, 25mg）12.5〜50mg/日，1日1回空腹時経口投与
ロミプレート（ロミプロスチム，注：250μg）1〜10μg/kg，週1回皮下注射

■ 処方のポイント

- 小児では急性型が多く，その多くは無治療で経過を観察できる．末梢血血小板数が1万未満の場合や1〜2万だが広汎な紫斑，鼻出血が止血できないなどの出血症状がある場合の第1選択は免疫グロブリン製剤大量療法である．無症状で血小板数が1〜2万の例や免疫グロブリン製剤大量療法の反応不良例，血小板が再減少する例はステロイド療法の適応となる．
- 思春期以降で慢性型に移行し摘脾が不可能あるいは無効な場合は，トロンボポエチン受容体作動薬（**レボレード**や**ロミプレート**）を使用する．成人の慢性型で摘脾が無効な場合での有効性は確認されているが，小児におけるエビデンスはない．
- リツキシマブも慢性型では有効例が報告されており，現在成人において臨床試験が進行中である．

■ Evidence

- Heitink-Polle KMJ, et al. Blood. 2015; 124: 3295.
- Cooper N. Br J Haematol. 2014; 165: 756.

■ Pitfall/MEMO

慢性型に移行した場合は摘脾の適応になるが，摘脾後の重症感染症を回避するため，摘脾はすべてのワクチン接種を終えた上で5歳以降に行うことが推奨される．

3 ▶▶ 好中球減少症

処方例

A 自己免疫性好中球減少症

① **バクタ**（スルファメトキサゾール・トリメトプリム，配合顆粒・配合錠：配合顆粒1g中，配合錠1錠中にスルファメトキサゾール400mg，トリメトプリム80mgを含有）
トリメトプリムとして4mg/kg/日，分2，経口投与

② **メイアクトMS**（セフジトレンピボキシル，顆粒：10％，錠：100mg）
10mg/kg/日，分3，経口投与

■ 処方のポイント

本症の発症は6か月から1歳である．感染歴，兄弟の有無，保育所への入所の有無を考慮し，処方するかどうかを決める．平均3歳で治癒する疾患であり，経過をみて中止するか，あるいは再投与するかどうかを決める．

■ Evidence
- 谷内昇一郎，他．臨床免疫．2002; 37: 536-41.

■ Pitfall/MEMO

本疾患は好中球に自己抗体が結合して発症する．先天性好中球減少症と鑑別するために自己好中球抗体の証明，あるいは骨髄検査は必須である．

3 好中球減少症

B 先天性好中球減少症

① **バクタ**（スルファメトキサゾール・トリメトプリム，配合顆粒・配合錠：配合顆粒1g中，配合錠1錠中にスルファメトキサゾール400mg，トリメトプリム80mgを含有）
トリメトプリムとして4〜8mg/kg/日，分2，経口投与
② **グラン**（フィルグラスチム，注：75μg，150μg）
2〜5μg/kg連日投与，皮下注．効果がなければ8μg/kgまで増量可能

■ **処方のポイント**

先天性好中球減少症は自己免疫性好中球減少症に比べ，重症細菌感染症に罹患しやすく，**バクタ**の予防内服量を0.1〜0.2g/kg（トリメトプリムとして8〜16mg/kg）に増量する．またそれでも細菌感染においてコントロールが難しい場合，**グラン**（G-CSF製剤）自己注射を連日行う．

■ **Evidence**
- 原発性免疫不全症候群情報サイト

■ **Pitfall/MEMO**

近年，造血幹細胞移植が根治療法として期待されている．またG-CSF製剤を長期間（10年）使用すると白血病（MDS/AML）になる危険性が40％あり，その場合も造血幹細胞移植が必要となる．

4 ▶▶ 好中球機能異常症（慢性肉芽腫症）

処方例

① **バクタ**（スルファメトキサゾール・トリメトプリム，配合顆粒・配合錠：配合顆粒 1g 中，配合錠 1 錠中にスルファメトキサゾール 400mg，トリメトプリム 80mg を含有）
トリメトプリムとして 4〜8mg/kg/ 日，分 2，経口投与
② **イトリゾール**（イトラコナゾール，カプセル：50mg）
13 歳未満 100mg/ 日，13 歳以上 200mg/ 日，分 1，経口投与
③ **イムノマックス**（インターフェロンγ 1a, 注：50 万国内標準単位，100 万国内標準単位）
25 万国内標準単位 /m², 1 日 1 回，週 1〜3 回皮下注射

■ 処方のポイント

先天性好中球減少症と同様，重症細菌感染症に罹患しやすく，バクタの予防内服（0.05〜0.1g/kg：トリメトプリムとして 4〜8mg/kg）が必要である．それでも細菌感染のコントロールが難しい場合，インターフェロンγ皮下注射（週 1〜3 回）を開始する．発熱を伴う場合が 43％にみられるので適宜減量する．慢性肉芽腫症の gp91^{phox} 欠損症の 1/3 にあたるスプライズ異常の遺伝子変異に効果があるといわれている．また本疾患は真菌感染症，特にアスペルギルス感染症に罹患しやすい．

■ Evidence

- 原発性免疫不全症候群情報サイト
- Gallin JI, et al. N Engl J Med. 2003; 348: 2416-22.

■ Pitfall/MEMO

上記の治療で感染のコントロールが難しい場合，特に慢性肉芽腫症の gp91^{phox} 欠損症では骨髄移植が適応である．骨髄移植成功例が増えており，50％以上の成功率である．

5 血友病，von Willebrand 病

5 ▶▶ 血友病，von Willebrand 病

①血友病，von Willebrand 病重症例：
血友病 A：**コージネイト FS，アドベイト，ノボエイト，イロクテイト**（血液凝固第 VIII 因子製剤），緩徐に静注
血友病 B：**ベネフィクス，オルプロリクス**（血液凝固第 IX 因子製剤），緩徐に静注
von Willebrand 病：**コンファクト F**（血液凝固第 VIII 因子製剤，表示単位数は第 VIII 因子活性であり，von Willebrand 因子はその 1.6 倍含まれている）
②血友病 A 軽症例・中等症例，von Willebrand 病 1 型：
デスモプレシン（デスモプレシン酢酸塩水和物，注：4 μg）
0.2〜0.4 μg/kg を 20mL の生理食塩水に混和し，10〜20 分で緩徐に静注

■ 処方のポイント

①**血液凝固第 VIII 因子・第 IX 因子製剤**：急性出血時には出血症状に応じた凝固因子の目標ピークレベルに達するよう投与する因子量を決定する．例えば，関節内出血の軽症は 20〜40%，重症は 40〜80% であり，乳幼児の頭部打撲は 50〜100% である．凝固因子のクリアランス値は患者ごとに異なるため，厳密には患者ごとに測定する必要がある．概算法を下記に示す．

- 血友病 A：
  必要投与量（単位）＝体重（kg）×目標ピークレベル（%）× 0.5
- 血友病 B：
  必要投与量（単位）＝体重（kg）×目標ピークレベル（%）× 0.75-1
- von Willebrand 病：
  40〜60 単位（von Willebrand 因子として）/kg

②**デスモプレシン**：2B 型 von Willebrand 病には禁忌である．

5 血友病, von Willebrand 病

■ Evidence
- 日本血栓止血学会. インヒビターのない血友病患者に対する止血治療ガイドライン 2013 年改訂版.

■ Pitfall/MEMO
血友病 A および B の重症例に対する血液凝固因子製剤の投与は予防的に定期補充療法を行うべきであり，出血時補充療法に比し血友病性関節症の発生を有意に減少させる.

CHAPTER

8

血液疾患

処方例

軽症および中等症に対して
ネオーラル（シクロスポリン，液：10％，カプセル：10mg，25mg，50mg）
6mg/kg/日，分2毎12時間，経口投与

■処方のポイント

小児では，輸血を必要としない軽症・中等症であっても重症に進行する例が多いため，免疫病態を示唆する所見がある場合は，免疫抑制療法を試みる価値がある．従来行われてきた副腎皮質ステロイド療法は毒性に比して有効性が低く，それに代わってシクロスポリンが用いられている．重症例は入院のうえ，抗胸腺細胞グロブリンとシクロスポリンの併用療法を行う．さらにHLA一致同胞ドナーがいる場合は造血幹細胞移植を行う．

■Evidence

- Young NS. Hematology Am Soc Hematol Educ Program. 2013; 2013: 76.

■Pitfall/MEMO

シクロスポリンの投与量は，血中トラフ濃度が150〜250ng/mLとなるように調整する．ただし，トラフ濃度がこの範囲に達していても，リンパ球内のカルシニューリン抑制に必要なピークレベルに達していない可能性がある．そのため，内服2時間後の血中濃度を測定し，600ng/mLに達していない場合は食後内服から食前内服に変更する．

7 ▶▶ 血球貪食性リンパ組織球症

処方例

①**デカドロン**（デキサメタゾン，錠：0.5mg, 4mg, エリキシル：0.01%）
0.6mg/kg/日，分4，経口投与
②**ネオーラル**（シクロスポリン，液：10%, カプセル：10mg, 25mg, 50mg）
6mg/kg/日，分2毎12時間，経口投与

■ 処方のポイント

本疾患を疑えば，基本的に入院のうえ，早急に診断から治療へと進めていく必要がある．発熱や血球減少の程度，DICの程度が軽く，全身状態が保たれている場合や診断基準を満たさない軽症例は，経過観察もしくはステロイド治療を行う．海外ではシクロスポリンとデキサメタゾンの併用が用いられる．重症例は，それらに加えてエトポシドを投与する．

■ Evidence

- Janka GE, et al. Hematology Am Soc Hematol Educ Program. 2013; 2013: 605.

■ Pitfall/MEMO

- 本疾患は中枢神経系にも進展しやすいので，ステロイド薬は中枢神経系への移行がよいデキサメタゾンが有用とされている．
- シクロスポリンの投与量は，血中トラフ濃度が150～250ng/mLとなるように調整する．ただし，トラフ濃度がこの範囲に達していても，リンパ球内のカルシニューリン抑制に必要なピークレベルに達していない可能性がある．そのため，内服2時間後の血中濃度を測定し，600ng/mLに達していない場合は食後内服から食前内服に変更する．

8 ▶▶ 小児がん患者に対する緩和医療

A 非オピオイド系鎮痛薬（軽度の疼痛）
① **カロナール**（アセトアミノフェン，シロップ：2％，細粒：20％，50％，錠：200mg, 300mg, 500mg, 坐剤：100mg, 200mg）
1回10〜15mg/kgを4〜6時間ごとに投与
② **ブルフェン**（イブプロフェン，顆粒：20％，錠：100mg, 200mg）
1回5〜15mg/kgを6〜8時間ごとに投与

B 強オピオイド系鎮痛薬（中等度以上の疼痛）
③ **MSコンチン錠，オプソ内服液，アンペック坐剤**（モルヒネ，錠：10mg, 30mg, 60mg, 液：5mg, 10mg, 坐剤：10mg, 20mg, 30mg）
1回0.2〜0.5mg/kgを4時間ごとに投与

■ 処方のポイント
- 小児では，WHO2段階除痛ラダーに基づき鎮痛薬を処方する．
- 強オピオイド系鎮痛薬を用いる場合は，便秘，嘔気に対する対策が必要である．便秘に対してはラキソベロン，嘔気に対しては抗ヒスタミン薬，消化管運動促進薬，ドパミン拮抗薬を用いる．
- 副作用のため，モルヒネの増量や継続が困難な場合は，オキシコドン，フェンタニルへの変更を考慮する．

■ Evidence
- 多田羅竜平．小児科診療．2012; 75: 1125-33.
- 武田文和．WHOガイドライン病態に起因した持続性の痛みの薬による治療．2013.

■ Pitfall/MEMO
強オピオイド系鎮痛薬の投与量に上限はなく，症状に応じて至適量を調節する．また，神経障害性疼痛にはオピオイドの効果が乏しいため，抗てんかん薬や抗うつ薬を併用する．

1 ▶▶ 熱性けいれん

処方例

①**ダイアップ**（ジアゼパム，坐剤：4mg, 6mg, 10mg）
熱性けいれん再発予防の目的で，発熱時に 5mg/kg を 1 回挿肛する．発熱が持続する場合には初回投与から 8 時間後に同量を使用する．
②**デパケン**（バルプロ酸ナトリウム，水薬：5%）
15〜30mg/kg/ 日，分 2，経口投与．発熱時にはダイアップも併用する．

■ **処方のポイント**
①**ダイアップ**：直腸内投与後 15〜30 分で血中濃度が有効濃度域に達し，同量を 8 時間間隔で 2 回投与すると，初回投与から 24 時間以上有効とされている．予防投与の適応基準については文献を参照のこと．
②**デパケン**：ダイアップを使用しても熱性けいれんの再発を予防できない場合に継続使用する．有効性については賛否両論がある．

■ **Evidence**
- 日本小児神経学会．熱性けいれん診療ガイドライン．2015. p.50-3.
- 日本小児神経学会．熱性けいれん診療ガイドライン．2015. p.58-60.

■ **Pitfall/MEMO**
- **ダイアップ**：副作用として，眠気やふらつきなどがあり注意を要する．ジアゼパムの静脈内投与のような呼吸抑制の可能性は低い．
- **デパケン**：重篤な副作用として肝機能障害があるが，まれである．ペネム系の抗菌薬を併用すると，血中濃度が有効域以下に低下するので注意を要する．

2 けいれん重積

2 ▶▶ けいれん重積

 処方例（内服の適応はない）

① **ミダフレッサ**（ミダゾラム，注：10mg）
0.1〜0.3mg/kg を 1mg/ 分で静注する．その後，持続投与は 0.1mg/kg/ 時で開始し，0.5mg/kg/ 時まで増量可能である．
② **セルシン**（ジアゼパム，注：5mg，10mg）
0.3〜0.5mg/kg を 0.5mg あたり 10 秒以上かけてゆっくりと静注する．1 回の最大量は 1mg/kg，小児では 20mg まで．

■ 処方のポイント
① **ミダフレッサ**：ミダゾラムはベンゾジアゼピン（BZP）系薬剤で，半減期が短く，水溶性であるため希釈して持続投与が可能である．
② **セルシン**：ジアゼパムも BZP 系薬剤で，生理食塩水，ブドウ糖液，その他の輸液製剤と混じると白濁するので希釈せずに使用する．

■ Evidence
- 日本神経学会．てんかん治療ガイドライン．2010. p.73-4.
- 日本神経学会．てんかん治療ガイドライン．2010. p.77.

■ Pitfall/MEMO
- **ミダフレッサ**：ジアゼパムの 2〜4 倍の抗けいれん作用があり，呼吸抑制が少ない．他にもミダゾラム製剤はあるが，「てんかん重積状態」の保険適応があるのはミダフレッサのみである．
- **セルシン**：呼吸抑制の副作用があるため，経皮的酸素飽和度モニターを使用し，慎重に投与する．血管外に漏れると組織が壊死を起こすことがあるので注意が必要である．

3 ▶▶ てんかん（全般発作）

処方例

①**セレニカR**（バルプロ酸ナトリウム，顆粒：40％，錠：200mg，400mg）
15～40mg/kg/日，分2，経口投与
②**ラミクタール**（ラモトリギン，OD錠：2mg, 5mg, 25mg）
セレニカとの併用時は0.15mg/kg/日，分1から経口投与を開始し，2週間ごとに漸増する．単剤使用または他の薬剤との併用時は，0.3mg/kg/日から開始する．

■ **処方のポイント**
①**セレニカ**：薬理作用はGABAトランスアミナーゼを阻害することにより，抑制性シナプスにおけるGABA量を増加させて発現する．したがってGABA系が未発達な生後6か月未満では有効率が低い．
②**ラミクタール**：神経細胞膜上にあるナトリウムイオンチャネルをブロックして神経膜を安定化させ，さらにカルシウムイオンチャネルをブロックしてグルタミン酸の放出を抑制する．小児の単剤投与適応あり．

■ **Evidence**
- 日本神経学会．てんかん治療ガイドライン．2010. p.29-30.
- 榎日出夫．小児内科．2015; 47: 1490-3.

■ **Pitfall/MEMO**
- **セレニカ**：副作用として，血小板減少，軽度の脱毛，食欲低下・亢進などがある．眠気やふらつきは強くないが，まれに重篤な肝機能障害をきたすことがあるので注意を要する．
- **ラミクタール**：Stevens-Johnson症候群などの重篤な皮膚障害が起こる可能性があり，用法用量に従い慎重に漸増する必要がある．

4 ▶▶ てんかん（部分発作）

処方例

① **テグレトール**（カルバマゼピン，細粒：50％，錠：100mg，200mg）
10〜20mg/kg/日（100〜600mg/日），分2，経口投与
② **イーケプラ**（レベチラセタム，ドライシロップ：50％，錠：250mg，500mg）
10〜20mg/kg/日（最高用量60mg/kg/日），分1〜2，経口投与

■ 処方のポイント

① **テグレトール**：ナトリウムチャネルを介してけいれん抑制作用を発現する．部分発作の第1選択薬である．
② **イーケプラ**：シナプス小胞蛋白であるSV2Aと結合し，興奮性伝達物質の放出を抑制するという，他の抗てんかん薬と異なった作用機序を有する．小児の単剤投与適応あり．

■ Evidence
- 日本神経学会．てんかん治療ガイドライン．2010. p.27-8.
- 榎日出夫．小児内科．2015; 47: 1490-3.

■ Pitfall/MEMO
- **テグレトール**：重篤な副作用として，皮膚障害や骨髄抑制がある．ミオクロニー発作や欠神発作を悪化させることがあるので注意を要する．
- **イーケプラ**：重篤な副作用はないが，興奮や多動などの行動異常，眠気やふらつきを認めることがある．少量から開始することによって，副作用を少なくすることができる．

5 ▶▶ 片頭痛

処方例

① **アセトアミノフェン，カロナール**（アセトアミノフェン，原末，散：20%，50%，錠：200mg，300mg，500mg）
1回10mg/kg，経口投与
② **ブルフェン**（イブプロフェン，顆粒：20%，錠：100mg，200mg）
1回10〜15mg/kg，経口投与
以下のトリプタン製剤は片頭痛の頓挫薬である．
③ **イミグラン**（スマトリプタン，注：3mg，皮下注：3mg，錠：50mg，点鼻液20mg）
④ **マクサルト**（リザトリプタン，錠：10mg，口腔内崩壊錠：10mg）
⑤ **ゾーミック**（ゾルミトリプタン，錠：2.5mg，口腔内崩壊錠：2.5mg）
上記は成人の1回量であり，小児では適応外使用であるが，体重40kg以上あるいは12歳以上であれば成人量を，25〜40kgであれば成人量の半量を使用する．

■ 処方のポイント

トリプタン製剤は痛みが始まってすぐに使用する．

■ Evidence

- 日本頭痛学会. 慢性頭痛の診療ガイドライン 2013.
  https://www.jhsnet.org/guideline_GL2013.html
- 小児心身医学会くり返す子どもの痛みの理解と対応ワーキンググループ. 子どもの心とからだ. 2009:18; 127-89.

■ Pitfall/MEMO

エルゴタミン製剤は連用により，薬物乱用頭痛の原因となるので安易な処方は控える．すべてのトリプタン薬は小児に対して適応外使用である．

6 ▶▶ 顔面神経麻痺

処方例

①**プレドニン，プレドニゾロン**（プレドニゾロン，錠：1mg, 2.5mg, 5mg, 散：1%）
発症3日以内から1〜2mg/kg/日を5〜7日間経口投与し，その後1週間かけて漸減中止する．

②**バルトレックス**（バラシクロビル塩酸塩，顆粒：50%，錠：500mg）
保険適応外．プレドニンと併用して7日間経口投与する．体重10kg未満では1回25mg/kg, 1日3回，10kg以上では1回25mg/kg, 1日2回（最高用量500mg/回）．

③**メチコバール**（メチルコバラミン，細粒：0.1%，錠：500μg）
保険適応外．成人量として，1回500μg, 1日3回．体重に合わせて適宜減量する．寛解もしくは発症8週後まで経口投与．

■ **処方のポイント**

①**プレドニン，プレドニゾロン**：作用機序として，神経浮腫の軽減および二次的に得られる血流改善が推測されている．治療効果には賛否両論あるが重症例にはステロイドパルス療法が推奨されている．

②**バルトレックス**：アシクロビルよりも1日の投与回数が少なく，帯状疱疹ウイルスにも有効である．

③**メチコバール**：ビタミン B_{12} 製剤のなかでは神経移行性が高く，末梢神経修復作用を期待して使用される．

■ **Evidence**
- 日本神経治療学会．標準的治療：Bell麻痺. 2008: 177-81.

■ **Pitfall/MEMO**
- **プレドニン，プレドニゾロン**：短期的な副作用として消化器症状やイライラ感がある．
- **バルトレックス**：消化器症状や頭痛，発疹などの報告がある．
- **メチコバール**：胃部不快感などの消化器症状を認めることがある．

7 ▶▶ Guillain-Barré 症候群

処方例（内服の適応はない）

①**献血ベニロン-I 静注用**（γ-グロブリン，注：500mg, 1,000mg, 2,500mg, 5,000mg）
400mg/kg/日を 4～6 時間かけてゆっくりと点滴静注．5 日間
②血液浄化療法

■処方のポイント

①**献血ベニロン-I 静注用**：投与開始のはじめの 1 時間は 0.01mL/kg/分，その後徐々に速度を上げて 0.03mL/kg/分とする．投与中は定期的に血圧などのバイタルサインをチェックする．

■Evidence

- 日本神経学会．ギラン・バレー症候群，フィッシャー症候群診療ガイドライン 2013. 2013. p.111-4.
- 日本神経学会．ギラン・バレー症候群，フィッシャー症候群診療ガイドライン・2013. 2013. p.96-100.

■Pitfall/MEMO

- **献血ベニロン-I 静注用**：治療開始時（30 分以内）の副作用として，頭痛，悪心，悪寒，全身倦怠感，発熱などがあり，治療後に認められる副作用として，無菌性髄膜炎，皮疹，血栓塞栓症，低ナトリウム血症，顆粒球減少などが報告されている．

8 ▶▶ 痙直型脳性麻痺

処方例

①**ミオナール**（エペリゾン，顆粒：10%，錠：50mg）
成人には150mg/日，分3，経口投与．小児用量は設定されていないので，von Harnackの換算表を用いて，年齢，体重により適宜増減する．

②**テルネリン**（チザニジン，顆粒：0.2%，錠：1mg）
成人では3mg/日，分3で経口投与開始し，6〜9mg/日まで漸増する．

■ **処方のポイント**

①**ミオナール**：中枢性筋弛緩薬．脊髄におけるシナプス反射の抑制，筋紡錘の感度低下を通して，骨格筋の痙縮を緩和する．作用は比較的穏やかである．

②**テルネリン**：ミオナールと同様，中枢性筋弛緩薬であるが，作用が強いので少量から開始して漸増する．痙性が強い場合に選択する．

■ **Evidence**

- 須貝研司．小児神経科診断・治療マニュアル．診断と治療社; 2015. p.331.

■ **Pitfall/MEMO**

- **ミオナール**：副作用として眠気，脱力感，悪心・嘔吐，発疹，肝腎機能障害などがあるが，発生頻度は低い．
- **テルネリン**：副作用として眠気，口渇，脱力感，めまい，胃部不快感などがある．血圧低下をきたすことがあるので注意を要する．

9 ▶▶ 不随意運動（ミオクローヌス全般）

処方例

①**セレニカR**（バルプロ酸ナトリウム，顆粒：40％，錠：200mg，400mg）
15〜40mg/kg/日，分2〜3，経口投与
②**マイスタン**（クロバザム，細粒：1％，錠：5mg，10mg）
0.2〜0.8mg/kg/日，分2〜3，経口投与．セレニカと併用することもある．

■処方のポイント
① **セレニカ**：薬理作用はGABAトランスアミナーゼを阻害することにより，抑制性シナプスにおけるGABA量を増加させて発現する．
② **マイスタン**：ベンゾジアゼピン系受容体に作用し，GABAの親和性を高めることで，脳細胞の抑制系の作用を増強する．ベンゾジアゼピン系のなかでは，眠気などの副作用が比較的少ない．

■Evidence
- 須貝研司．小児神経科診断・治療マニュアル．診断と治療社; 2015. p.323.

■Pitfall/MEMO
- **セレニカ**：副作用として，血小板減少，軽度の脱毛，食欲低下・亢進などがある．眠気やふらつきは強くないが，まれに重篤な肝機能障害をきたすことがあるので注意を要する．
- **マイスタン**：眠気，ふらつき，唾液分泌の亢進などの副作用がある．長期投与による耐性が報告されている．

10 ▶▶ 重症筋無力症

処方例

①**メスチノン**（ピリドスチグミン，錠：60mg）
初期量 0.5〜1mg/kg/日，分 3 で経口投与開始し，最大 2〜4mg/kg/日まで増量可．

②**プレドニン，プレドニゾロン**（プレドニゾロン，錠：1mg, 2.5mg, 5mg，散：1%）
1〜3mg/kg/日，隔日経口投与を行う．眼筋型で 2mg/kg/日まで，全身型では 3mg/kg/日まで漸増する．無効例にはメチルプレドニゾロンパルス療法を行う．

■ 処方のポイント
① **メスチノン**：末梢性の抗コリンエステラーゼ薬であり，アセチルコリンの分解を抑制することによってその作用を増強する．眼筋型の第 1 選択薬である．
② **プレドニン，プレドニゾロン**：副腎皮質ステロイドは全身型の第 1 選択薬であり，眼筋型でも抗コリンエステラーゼ薬不応例に用いる．

■ Evidence
- 日本神経学会．重症筋無力症治療ガイドライン．2014. p.118.

■ Pitfall/MEMO
- **メスチノン**：重篤な副作用として，コリン作動性クリーゼ（悪心，嘔吐，腹痛，下痢，発汗，唾液分泌過多，気道分泌過多，縮瞳，徐脈，呼吸困難など）があるので注意を要する．
- **プレドニン，プレドニゾロン**：副腎皮質ステロイド薬であるので，大量・長期投与になると副作用が起こりやすい．消化器症状やイライラ感，小児では易感染性や成長に対する影響も考慮する．

11 ▶▶ 筋ジストロフィー（デュシェンヌ型）

処方例

①**プレドニン，プレドニゾロン**（プレドニゾロン，錠：1mg, 2.5mg, 5mg, 散：1%）
5歳以降に0.75mg/kg/日，経口投与する．

②**レニベース**（エナラプリルマレイン酸，錠：2.5mg, 5mg）
心筋障害に対して，1日1回 2.5～10mg/日，経口投与する．

③**アーチスト**（カルベジロール，錠：1.25mg, 2.5mg, 10mg, 20mg）
心筋障害に対して0.02～0.05mg/kg/日，分2で経口投与開始し，維持量は0.1～0.3mg/kg/日．レニベースと併用する．

■ 処方のポイント

①**プレドニン，プレドニゾロン**：5歳以降で投与する．筋力維持，歩行機能や呼吸機能温存，脊椎側彎の予防に有効とされている．あくまでも対症療法で，根治的な効果はない．

②**レニベース**：アンジオテンシン変換酵素（ACE）阻害薬であり，心筋障害で左室駆出率が55%以下の場合に第1選択薬として使用する．

③**アーチスト**：β遮断薬であり，心筋障害に対してACE阻害薬と併用する．

■ Evidence
- 日本神経学会．デュシェンヌ型筋ジストロフィー診療ガイドライン．2014. p.58.
- 日本神経学会．デュシェンヌ型筋ジストロフィー診療ガイドライン．2014. p.118-21.

■ Pitfall/MEMO
- **プレドニン，プレドニゾロン**：副作用としては，肥満，行動異常，成長障害，免疫力低下，消化性潰瘍などがある．
- **レニベース**：白血球減少や，腎機能障害・ネフローゼ症候群，過敏症状，顔面などの血管浮腫が現れることがある．
- **アーチスト**：めまい，全身倦怠感，眠気，頭痛，動悸などの副作用がある．

1 ▶▶ アセトン血性嘔吐症（周期性嘔吐症）

処方例

①**ナウゼリン坐剤**（ドンペリドン，坐薬：10mg，30mg）
1回 1mg/kg，挿肛
②**イミグラン**（スマトリプタン，注：3mg，点鼻液：20mg）
（年齢×4＋20）/100mg 皮下注，ないしは 5～20mg/回，点鼻
③**ゾフラン**（オンダンセトロン，注：2mg，4mg）
2.5mg/m^2 を 4～6時間毎に静注
④**カイトリル**（グラニセトロン，注：1mg，3mg）
10μg/kg を 4～6時間毎に静注

■ 処方のポイント
軽症では無治療ないし**ナウゼリン坐剤**を投与する．中等症では 5～10％ブドウ糖濃度で輸液を行う．重症では**イミグラン，ゾフラン，カイトリル**などを投与する．

■ Evidence
・疋田敏之. 小児科診療. 2013; 79: 1249-52.

■ Pitfall/MEMO
脳腫瘍や周期性嘔吐症，先天性代謝異常症などと鑑別を要する．発作の予防としてチーズ，チョコレートなどの食品を除去し，精神的・肉体的ストレスが引き金になるようであれば心理カウンセリングをうけさせる．

2 糖尿病

2 ▶▶ 糖尿病

処方例

A 1型糖尿病の場合: インスリン強化療法

超速効型インスリン（**ノボラピッド注フレックスタッチ，ヒューマログ注ミリオペン**など）を毎食前，持効型インスリン（**ランタス注ソロスター，トレシーバ注フレックスタッチ**など）を1日1～2回皮下注射で投与する．インスリンの単位数は適宜調節する．重症～中等症の糖尿病性ケトアシドーシスでは生理食塩水による補液およびインスリン持続静脈投与（0.05～0.1単位/kg/時間）を経口摂取が可能となるまで行う．

B 2型糖尿病の場合: まずは食事運動療法を行う．

改善なければ**メトグルコ**（メトホルミン，錠: 250mg，500mg）を500mg/日，分2～3で経口投与開始する．最高2,000mg/日まで増量可能である．それでも改善のない場合は多剤併用療法を考慮する．清涼飲料水ケトアシドーシスを発症している場合はインスリン療法が必要となる．

■ **処方のポイント**

カーボカウント法により食餌中の糖質量に応じて超速効型インスリンの投与量を決定する方法がある．

■ **Evidence**

• 日本糖尿病学会，日本内分泌学会，編．小児・思春期糖尿病管理の手引きコンセンサスガイドライン．第3版．南江堂; 2011.

■ **Pitfall/MEMO**

近年，インスリンポンプを使用した持続皮下インスリン注入療法（CSII: continuous subcutaneous insulin infusion）の有用性が示されている．

CHAPTER

10

内分泌・代謝疾患

3 ▶▶ 甲状腺機能亢進症・低下症

処方例

A 甲状腺機能亢進症：バセドウ病の場合
①メルカゾール（チアマゾール，錠：5mg）
0.5〜1.0mg/kg/日，分1〜2，経口投与（成人量30mg/日を超えない）で治療開始し，安定してきたら徐々に維持量の隔日5〜10mg/日まで減量する．

B 甲状腺機能低下症
②チラーヂンS（レボチロキシンナトリウム，散：0.01％，錠：12.5μg，25μg，50μg，75μg，100μg）
後天性甲状腺機能低下症（橋本病）の場合：25μg/日，分1，経口投与で治療開始し，適宜増量する．
先天性甲状腺機能低下症の場合：レボチロキシンナトリウムを5〜10μg/kg/日で治療開始し，重症例には15μg/kg/日の高用量を用いる．

■ 処方のポイント
①**メルカゾール**：皮疹や軽度の肝機能障害といった副作用出現時は治療を継続する．無顆粒球症などの重篤な副作用出現時はただちに治療を中止し，ヨード剤を使用する．

■ Evidence
- 佐藤浩一，他．日本小児科学会雑誌．2008; 112: 946-52.
- 日本小児内分泌学会マススクリーニング委員会．先天性甲状腺機能低下症マス・スクリーニングガイドライン2014年改訂版．

■ Pitfall/MEMO
- 低出生体重児で1回目のマススクリーニングでは先天性甲状腺機能低下症を見落とす可能性があり，2,500gに体重が達した時期や生後1か月時に2回目の採血をする．

4 ▶▶ 副甲状腺機能低下症

処方例

① **アルファロール**（アルファカルシドール，カプセル：0.25μg，0.5μg，1μg，散：1μg/g，内用液：0.5μg/mL）
0.05〜0.1μg/kg/日，分1，経口投与

② **乳酸カルシウム**（乳酸カルシウム水和物，1g中約130mgのカルシウムを含有）
治療初期，あるいは血清カルシウム値の上昇が得られない時に，カルシウムとして30〜75mg/kg/日，分3，経口投与

③ **カルチコール**（グルコン酸カルシウム水和物，注：8.5%，1mL中7.85mgのカルシウムも含有）
低カルシウムによるけいれん，テタニーを起こしうる．血清カルシウムが7.0mg/dL以下の場合，0.5〜1mL/kg（乳児期は2mL/kg）を5%ブドウ糖液で2倍以上に希釈し，心電図モニター下で10分以上かけて静注する．

■ 処方のポイント
- 成長するにつれて，体重当たりの投与量は少なくなる傾向にある．血清および尿中カルシウムをみながら調節する．血清カルシウム値を8.5〜9.0mg/dL，尿Ca/Cr比を0.3以下に保つようにする．
- 乳酸カルシウムは，消化管での吸収を促進させるために十分な水分や食餌とともに摂取する．

■ Evidence
- 副甲状腺機能低下症.
http://www.mhlw.go.jp/file/06-Seisakujouhou-10900000-Kenkoukyoku/0000101218.pdf

■ Pitfall/MEMO
維持治療においては血清カルシウム濃度を正常域に保つことが目標ではなく，テタニー，しびれ感などのコントロールが得られる最低必要量を投与することが，腎保護の点から重要である．

5 くる病

5 ▶▶ くる病

 処方例

① **アルファロール**（アルファカルシドール，カプセル：0.25 μg, 0.5 μg, 1 μg, 散：1 μg/g, 内服液：0.5 μg/mL）
0.01〜0.1 μg/kg/日，分 1〜2，経口投与
② **乳酸カルシウム**（乳酸カルシウム水和物，1g 中約 130mg のカルシウムを含有）
低カルシウム血症が高度の場合，カルシウムとして 30〜75mg/kg/日，分 2，経口投与
③ **ホスリボン**（経口リン酸製剤，配合顆粒：1 包 0.48g 中にリンとして 100mg を含有）
低リン血症に対してリンとして 20〜40mg/kg/日を，数回に分割して経口投与．上限はリンとして 3,000mg/日

■ **処方のポイント**
- ビタミン D 欠乏症では栄養法（母乳かミルクか），食事内容や制限（ビタミン D は卵や魚類に多い），外出や日光浴，日焼け止めの使用，その他の基礎疾患が原因となるのでその対策を同時に行う．
- 血清カルシウム，リン，アルカリホスファターゼ値が正常化するまで，少量から数週間続ける．尿中 Ca/Cr 比を 0.3 以下に保つ．
- 低リン血症をきたす疾患には，原発性低リン血症性くる病（家族性低リン血症性くる病），腫瘍性骨軟化症，ファンコニ症候群および未熟児くる病がある．

■ **Evidence**
- 日本小児内分泌学会．診療ガイドライン．「ビタミン D 欠乏性くる病・低カルシウム血症の診断の手引き」

■ **Pitfall/MEMO**
- ビタミン D 反応性くる病とビタミン D 不応性くる病で治療量が異なる．
- 投与中は高カルシウム尿症に注意する．
- 乳児のビタミン D のサプリメントとして「Baby D」が市販されている．

6 ▶▶ 中枢性尿崩症

処方例

① **ミニリンメルト**（デスモプレシン，口腔内崩壊錠：60μg, 120μg, 240μg）
1回60〜120μgを1日1〜3回経口投与
② **デスモプレシン**（デスモプレシン，点鼻液：100μg/mL, スプレー：2.5μg/0.1mL・1噴霧）
1回0.5〜10μg, 1日2回，点鼻
乳児では1回0.5〜1.5μg, 幼児では1回1〜2.5μg, 学童児以上では1回2.5〜5.0μgに設定する．

■処方のポイント

① ミニリンメルト：投与量は患者の飲水量，尿量，尿比重，尿浸透圧により適宜増減するが，1回投与量は240μgまでとし，1日投与量は720μgを超えないこと．

■ Evidence

- 厚生省厚生科学研究補助金特定疾患対策研究事業間脳下垂体機能障害調査研究班：バソプレシン分泌低下症（尿崩症）の診断の手引き（平成22年度改訂）．

■ Pitfall/MEMO

- **デスモプレシン**の作用持続中の大量飲水では水中毒の危険が，服用中断中の水分制限では高張性脱水の危険がある．尿量や口渇に基づいて飲水するように指導する．治療開始時には，体重および血清ナトリウム測定を頻回に行う．
- デスモプレシンスプレー10（10μg/0.1mL・1噴霧）は尿崩症への保険適応がない．
- **デスモプレシン**の副作用に，頭痛，熱感，顔面紅潮がある．
- クロルプロパミド，カルバマゼピンやフルドロコルチゾンの併用は，**デスモプレシン**の抗利尿作用を増強させる．リチウムやデメクロサイクリンの併用は，**デスモプレシン**の抗利尿作用を減弱させる．

CHAPTER 10 内分泌・代謝疾患

7 ▶▶ 抗利尿ホルモン不適合分泌症候群（SIADH）

処方例

①水分制限；維持水分量の 1/2 程度，あるいは不感蒸泄量相当に制限する（乳児では 30mL/kg/ 日，学童では 20mL/kg/ 日）．
②高張食塩水輸液：血清ナトリウムが 120mEq/L 以下で中枢神経症状を伴う場合，1.5〜3.0％食塩水を 0.5〜1.0mL/kg/ 時間の速度で点滴静注する．

■ 処方のポイント

血清ナトリウム濃度の上昇は 24 時間で 10mEq/L 以内にする．特に低ナトリウム血症が長期間持続していると考えられる場合には，より慎重に補正を行う．原疾患の治療も平行して行う．

■ Evidence

- 厚生労働省研究班：バゾプレシン分泌過剰症（SIADH）の診断と治療の手引き．

■ Pitfall/MEMO

SIADH の診断の手引き
I．主症候
　1．脱水の所見を認めない．
　2．倦怠感，食欲低下，意識障害などの低ナトリウム血症の症状．
II．検査所見
　1．低ナトリウム血症：血清ナトリウム濃度は 135mEq/L を下回る．
　2．血漿 ADH 値：低ナトリウム血症，低浸透圧血症にもかかわらず，血漿 ADH 濃度が抑制されていない．
　3．低浸透圧血症：血漿浸透圧は 280mOsm/kg を下回る．
　4．高張尿：尿浸透圧は 300mOsm/kg を上回る．
　5．ナトリウム利尿の持続：尿中ナトリウム濃度は 20mEq/L 以上．
　6．腎機能正常
　7．副腎皮質機能正常
［診断基準］確実例：I の 1 および II の 1〜7 を満たすもの．

8 成長ホルモン分泌不全性低身長

8 ▶▶ 成長ホルモン分泌不全性低身長

処方例

①成長ホルモン製剤 (**ソマトロピン, ジェノトロピン, ヒューマトロープ, ノルディトロピン**など)
0.175mg/kg/ 週を 6〜7 回に分けて皮下注射

■ 処方のポイント
- 自宅で両親, または年長児では本人が眠前に皮下注射する.
- 臀部・大腿部・上腕部・腹壁に皮下注射する. 注射する部位は毎日変え, 1 日毎に左右に変えて打つ.
- 発熱などの症状があるときは注射を休薬する. 宿泊学習, 修学旅行などの場合には休薬してよい.

■ Evidence
- 日本小児内分泌学会 「成長ホルモンの適正使用に関する見解」
  http://jspe.umin.jp/medical/gh.html

■ Pitfall/MEMO
- 成長ホルモン製剤は冷蔵庫に保存する. 溶解後は凍結してはいけない.
- 治療初期に一過性に頭痛, 発疹, 軽度の肝機能障害, 尿潜血がみられる.
- 副作用として成長促進による関節痛や足の痛みがある. 耐糖能異常や甲状腺機能低下が顕性化することがあり, 定期的に検査が必要である. 糖尿病では成長ホルモンが禁忌である.
- 思春期に脊椎側彎症が起こりやすく注意する.
- 思春期における性腺抑制治療の併用は, その効果に議論が分かれるため, 現状では確立した治療ではない.
- 成長障害 (身長 SD スコアが− 2SD 以下, または 2 年間の成長速度 SD スコアが -1.5SD 以下) があり, 成長ホルモン分泌刺激試験のうち 2 つ以上の試験で成長ホルモンの頂値が 6ng/mL 以下の場合, 成長ホルモン分泌不全性低身長症と診断する.

CHAPTER

10

内分泌・代謝疾患

9 思春期早発症

9 ▶▶ 思春期早発症

①性腺刺激ホルモン放出ホルモン (GnRH) 依存性思春期早発症 (中枢性思春期早発症) の場合:
リュープリン (リュープロレリン酢酸塩: GnRH アナログ, 注: 1.88mg, 3.75mg)
4 週間ごとの皮下注射, 初期投与量は 30μg/kg とし, 抑制が不十分なときは 60〜90μg/kg まで増量する.
② GnRH 非依存性思春期早発症の場合:
原疾患に対する治療が必要.

■ 処方のポイント
- GnRH アナログ: 骨年齢が, 女児で 12 歳ごろ, 男児で 14 歳ごろに中止する. GnRH 依存性思春期早発症では特発性のものが多いが, 脳腫瘍などを原因とする器質性のものもあるため, 頭蓋内精査を行う.
- GnRH 非依存性思春期早発症の原因として, hCG 産生腫瘍や副腎, 性腺疾患があるため, それらの精査を行う.

■ Evidence
- 日本小児内分泌学会, 編. 小児内分泌学. 診断と治療社; 2009.

■ Pitfall/MEMO
GnRH アナログ: 治療中止後, 性器出血のあった女児では 6 か月以内に月経が発来し, なかったものでも 2 年以内に月経が発来する.

10 ▶▶ 月経過多

処方例

①若年性機能性子宮出血（妊娠，炎症，腫瘍，外傷などがなく，月経のとき以外に子宮内膜から出血がみられる）の場合：
プロゲステロン製剤（**プロベラ** 2.5mg 錠，**ノアルテン** 5mg 錠，**ヒスロン** 5mg 錠）
10mg/日の単剤経口投与を 12〜14 日間行う．3〜4 週毎に 3 周期投与し，自然に月経が開始されるか経過をみる．

②血液凝固異常や薬剤性，子宮筋腫や子宮内膜ポリープなどの全身性疾患，器質性疾患に伴う場合：
原疾患の治療を行う．

■処方のポイント
出血量が多く緊急時は安息香酸エストラジオール（オバホルモン注）を 0.2〜5mg を皮下注射か筋注し，アドナ 25mg を静注する．

■Evidence
- 前坂機江．専門医による新小児内分泌疾患の治療．2 版．診断と治療社；2008. p.100.

■Pitfall/MEMO
貧血を伴う場合は経口的に鉄剤（フェロミア）を投与する．

11 ▶▶ 急性副腎不全（副腎クリーゼ）

処方例

①ソル・コーテフ，サクシゾン（コハク酸ヒドロコルチゾン，注: 100mg, 250mg, 300mg, 500mg, 1,000mg）
初回1日量を1回で静注．
新生児: 10〜20mg/kg/日，それ以降: 2〜10mg/kg/日（25〜100mg/m^2/日）
目安として，乳児: 25〜50mg，幼児: 50〜100mg，学童以上: 100〜150mg
その後，1日量を24時間で持続静注あるいは，4分割量を6時間毎に30分かけて点滴静注．脱水の程度に応じて生理食塩水＋5％ブドウ糖を開始（カリウムを含まない等張液で）．

■ 処方のポイント
- 初期治療はステロイド補充，循環不全に対する輸液，低血糖や電解質異常の補充，感染症など誘因となった疾患の治療を並行して行う．
- コハク酸ヒドロコルチゾンのかわりにリン酸ヒドロコルチゾン（ハイドロコートン）でもよい．
- 静脈ライン確保が困難な場合，静脈注射と同量のヒドロコルチゾンを筋肉注射する．
- 状態が安定すれば，2日目以降半減して，4〜5日以内に維持量（ヒドロコルチゾン経口投与，乳児: 20〜40mg/m^2/日，分3，幼児: 15〜30mg/m^2/日，分3，学童以上: 15〜25mg/m^2/日，分3）まで減量する．

■ Evidence
- 副腎クリーゼを含む副腎皮質機能低下症の診断と治療に関する指針．
  http://square.umin.ac.jp/endocrine/hottopics/20140311sinryou-sisin.pdf

■ Pitfall/MEMO
副腎クリーゼは生命を脅かす病態なので，可能性があればステロイドを投与する．

12 ▶▶ 肥満

処方例

① 小児では抗肥満薬の適応はない．
② 生活習慣の改善．食餌療法と運動療法．

■ 処方のポイント

- 発育期の軽～中等度の肥満児では，減量より体重増加を抑えて身長発育を待ち，肥満度を減少させる．目標は肥満度の改善と合併症をなくすことである．
- 食餌療法では，子どもの成長・発達を妨げないように，バランスのよい栄養をとりながら，エネルギー量を抑える．
- 1日摂取エネルギー所要量は，(1,000＋年齢×100) kcal/日，または小児の栄養所要量を参考にする．
- 成人の高度肥満で食欲抑制作用をもつ抗肥満薬としてマジンドール（サノレックス）があるが，依存性に注意が必要（0.5mg昼食前1日1回，3か月まで）．

■ Evidence

- August GP, et al. J Clin Endocrinol Metab. 2008; 93: 4576-99.

■ Pitfall/MEMO

- Cushing症候群，糖原病I型，偽性副甲状腺機能低下症，甲状腺機能低下症では，まず原疾患に対する治療を行う．
- 食餌療法は，小児の栄養所要量（日本人の食事摂取基準）の9割程度のエネルギー量で指導する．入院では1,600kcal/日から開始する．
- 朝食を抜かない．早食いをなくす．飲料はジュース，スポーツ飲料はひかえて，お茶かミネラル水にする．毎日体重を測定し記録する．毎日適度な運動を継続する．
- 運動療法は有酸素運動が好ましく，毎日，楽しく，継続が必要．
- 3か月で体重の5%減量を目指す．
- 親を共同治療者として教育する．「家族ぐるみの対応」が重要．

13 ▶▶ 高脂血症

処方例

① **リバロ**（ピタバスタチン，錠・口腔内崩壊錠：1mg）
家族性高コレステロール血症の10歳以上で，1mgを1日1回経口投与

② **クエストラン**（コレスチラミン，粉末：44.4％，9g中にコレスチラミン無水物4gを含有）
1回9gを水約100mLに懸濁し，1日2～3回経口投与

■ 処方のポイント

- 家族性高コレステロール血症でLDLコレステロール値の低下が不十分な場合は，**リバロ**を1日2mgまで増量可能．肝障害を伴う場合は，1日1mg．国内臨床試験において女児に対する使用経験はないため，女児ではリスク・ベネフィットを考慮して判断する．
- 小児では運動の頻度や強度で筋障害が現れやすくCK上昇に注意する．
- 二次性高脂血症は，基礎疾患の治療を優先する．
- 陰イオン交換樹脂（レジン）であるコレスチラミン服用時は，併用する薬物の吸収減少や脂溶性ビタミン欠乏に留意する．

■ Evidence

- 日本動脈硬化学会，編．動脈硬化性疾患予防ガイドライン2012年版．日本動脈硬化学会．2012. p.115-8.
- 日本動脈硬化学会，編．脂質異常症治療ガイド2013年版．日本動脈硬化学会．2013.

■ Pitfall/MEMO

- 10歳未満の小児への処方は安全性が確立していない．
- 肥満やメタボリックシンドロームによるものは，食餌・運動療法を優先する．
- 甲状腺機能低下症による続発性の高LDL-C血症に注意する．
- 小児ではLDL-C≧140mg/dL，TG≧140mg/dL，HDL-C＜40mg/dLを医学的に管理が必要な脂質異常症とされる．成人に比べ遺伝性の脂質異常症の割合が高く，両親を含めた家族解析が必要．

1 ▶▶ 起立性調節障害

処方例

> **メトリジン**（ミドドリン塩酸塩, 錠: 2mg）
> 1回1錠（2mg），1日2回（起床時，夕食後），経口投与
> ・午後からも症状が続く場合：1回1錠，1日2回（起床時，昼食後）
> ・早朝の症状が強い場合：1回1錠，1日2回（起床時，眠前）.
>   ただし不眠を起こせば中止.
> 効果不十分な場合（処方2週間で起立試験に改善が得られない場合）には6mg/日まで増量可能（起床時に2錠，その他で1錠）

■ 処方のポイント
メトリジンはα受容体刺激薬であり，末梢血管を収縮させることで血管抵抗を上昇させ，血圧を上昇させる.

■ Evidence
- 日本小児心身医学会. 小児心身医学会ガイドライン集 改訂第2版. 南江堂; 2015. p.42-3, 69-70, 79-80.
- 田中英高, 他. 自律神経. 2001; 38: 299-305.

■ Pitfall/MEMO
起立性調節障害のいずれのサブタイプでも第1選択薬は**メトリジン**. 効果が発現するまで2週間はかかることを，処方開始時に患者に説明しておく必要がある. **メトリジン**で症状の改善がない場合は，小児心身医学会ガイドライン集を参照するか，あるいは専門医に紹介することが望ましい.

2 注意欠陥多動性障害

2 ▶▶ 注意欠陥多動性障害

> ①**コンサータ**（メチルフェニデート塩酸塩，錠：18mg，27mg）
>   1日1回朝食後，少量から経口投与を開始し，食欲不振，睡眠障害に注意しながら最大量 54mg まで．
> ②**ストラテラ**（アトモキセチン塩酸塩，カプセル：5mg，10mg，20mg，25mg，40mg，内用液：0.4％）
>   1日2回朝夕食後，少量から経口投与を開始し適宜漸増する．維持量は 1.2〜1.8mg/kg/日．

■ 処方のポイント

コンサータの作用は約 12 時間，**ストラテラ**は1日作用が持続する．学校での問題がある場合は**コンサータ**，夜も勉強をする受験生には**ストラテラ**が使いやすい．

■ Evidence

- American Academy of Pediatrics Subcommittee on Attention-Deficit/Hyperactivity Disorder Committee on Quality Improvement. Pediatrics. 2001: 108: 33-44.
- Banaschewski T, et al. Eur Child Adolesc Psychiatry (2006) xx:1-20 DOI 10. 1007/s00787-006-0549-0

■ Pitfall/MEMO

コンサータはチック症状を増悪させるので，チック患者には禁忌である．

3 ▶▶ 自閉症スペクトラム障害

処方例

①**リスパダール**（リスペリドン，錠：1mg，2mg，3mg，細粒：1％，内用液：1mg/mL）1日1回あるいは2回に分けて経口投与．体重20kg未満では0.25mg/日で開始．4日間は開始用量を維持．その後0.5mg/日に増量して14日間維持．効果不十分なら0.25mg/日の増量が可能．20kg以上では0.5mg/日から開始．最低4日間は開始用量を維持．その後1mg/日に増量して14日間維持．効果不十分なら0.5mg/日の増量が可能．なお，5歳未満に対する安全性と有効性は確立していない．体重15kg未満に対しては慎重投与．

②**エビリファイ**（アリピプラゾール，錠：3mg，6mg，12mg，細粒：1％，内用液：1mg/mL）推奨1日用量は5〜10mg/日．2mg/日で経口投与開始．5mg/日に増量し，その後必要に応じて10mg/日または15mg/日に増量．用量調整は1週間以上の間隔をあけて行う．

■ 処方のポイント

①**リスパダール**：ドパミン D_2 受容体拮抗作用を有し，興奮や常同行動等の行動変化を用量依存的に抑制する．2006年に米国FDAにより小児（5〜16歳）のASDの易刺激性に対して適応が追加された．

②**エビリファイ**：ASDによる興奮性を有する6〜17歳の小児患者に有効性が確立されている．

■ Evidence

- Arnold LE, et al. J Am Acad Child Adolesc Psychiatry. 2003; 42: 1443-50.
- Owen R, et al. Pediatrics. 2009; 124: 1533-40.

■ Pitfall/MEMO

日本では，2016年から，ASDに伴う易刺激性に対して，**リスパダール**の使用が承認された（後発品は未承認）．**エビリファイ**については未承認で現在治験が行われている．また，上記の通り，海外では自閉性障害の易刺激性・興奮性に対して適応がある．

4 ▶▶ 摂食障害（神経性やせ症）

処方例

①**ガスモチン**（クエン酸モサプリド，錠：5mg）
15mg/日，分 3，経口投与．適宜増減可能
②**ホスリボン**（経口リン酸製剤，配合顆粒：1 包 0.48g 中にリンとして 100mg を含有）
リンとして 20〜40mg/kg/日を数回に分割して経口投与．上限はリンとして 3,000mg/日

■ 処方のポイント

① **ガスモチン**：消化管運動促進作用があり，再栄養に伴う早期飽満感，悪心・嘔吐に対して使用する．
② **ホスリボン**：再栄養時の Re-feeding syndrome による低リン血症の予防に使用する．また，高リン含有補助食品（アイソカル アルジネード）を使用する方法も報告されている．

■ Evidence

- 日本小児心身医学会．小児心身医学会ガイドライン集．改訂第 2 版．南江堂; 2015. p.149-50, 168-9.

■ Pitfall/MEMO

- 摂食障害に対する向精神薬を用いた薬物療法は体重減少や栄養障害の著しい時期には有効性は乏しいといわれている．また，やせの状態では肝機能や腎機能が低下していることが多いため，薬は基本的には使用せず，必要時でも最小限に抑える．
- **ガスモチン**は選択的なセロトニン 5-HT$_4$ 受容体アゴニストであり，消化管内在神経叢に存在する 5-HT$_4$ 受容体を刺激し，アセチルコリン遊離の増大を介して上部および下部消化管運動促進作用を示すと考えられている．

5 ▶▶ チック障害

処方例

①**セレネース** (ハロペリドール, 細粒: 1％, 錠: 0.75mg, 1mg, 1.5mg, 3mg)
　0.25mg/ 日, 分 1 就寝前から経口投与開始し, 漸増
②**リスパダール** (リスペリドン, 錠剤: 1mg, 2mg, 3mg, 細粒: 1％, 内用液: 1mg/mL)
　0.25mg/ 日, 分 1 から経口投与開始し, 漸増
③**オーラップ** (ピモジド, 細粒: 1％, 錠: 1mg, 3mg)
　1mg/ 日, 分 1 就寝前から経口投与開始し, 漸増

■ 処方のポイント

チック症状は増悪と軽快を繰り返しながら自然消褪することが多いので, 症状の程度が著しく日常生活に支障をきたす場合に期間を限って用いる. 増量により, 眠気やふらつきが出るので, できる限り少量投与が望ましい.

■ Evidence

- Weisman HQ, et al. Neurosci Biobehav Rev. 2013; 37: 1162-71.
- Yoo HK, et al. Eur Child Adolesc Psychiatry. 2011; 20: 127-35.

■ Pitfall/MEMO

- **セレネース**は効果もあるが, 錐体外路症状を主とする副作用も強いため, 使用には注意を要する.
- チックに対する上記の薬剤はすべて適応外使用である.

6 強迫性障害

6 ▶▶ 強迫性障害

> ①**デプロメール，ルボックス**（フルボキサミンマイレン酸塩，錠：25mg）
> 8〜17歳の推奨初期用量は25mg/日，分1就寝時，11歳以下の小児患者への最大投与量は200mg/日．50mg/日以上の場合は，2回に分割して経口投与
> ②**アナフラニール**（クロミプラミン，錠：10mg，25mg）
> 25mg/日で経口投与開始し，100mg/日まで漸増

■ 処方のポイント
副作用としての躁転，自殺企図に注意する．また薬物中止時には退薬症候群に注意し，漸減しながら中止する．

■ Evidence
- Riddle MA, et al. J Am Acad Child Adolesc Psychiatry. 2001; 40: 222-9.
- 中尾智博, 他. In: 原田誠一, 編. 強迫性障害治療ハンドブック. 金剛出版; 2006. p.204-27.

■ Pitfall/MEMO
日本では，小児の強迫性障害に対する薬物はすべて適応外使用である．**デプロメール，ルボックス**に関しては治験が実施され有効性が報告されたため，承認の見込みである（2016年10月）．

7 うつ病，うつ状態

処方例

① デプロメール，ルボックス（フルボキサミンマイレン酸，錠：25mg）
25mg/日，分1で経口投与開始し，漸増．最大量：200mg/日
② ジェイゾロフト（セルトラリン，錠：25mg, 50mg, 100mg, 口腔内崩壊錠：25mg, 50mg, 100mg）
25mg/日，分1で経口投与開始し，100mg/日まで漸増

■ 処方のポイント

うつ症状には日内変動があり，午前中は気分がすぐれず，夜には改善する．うつの診断の際に起立性調節障害（OD）を鑑別しておく必要がある．抗うつ薬の副作用に血圧降下作用があり，OD患者に投薬すると症状が悪化するので注意が必要である．

■ Evidence
- Cheung AH, et al. Pediatrics. 2007: 120: e1313-26.

■ Pitfall/MEMO

選択的セロトニン再取り込み阻害薬（SSRI）の使用により，焦燥感の亢進，躁転，自殺企図の報告がある．欧米ならびに日本でも18歳未満の大うつ病性障害に対して禁忌であったこともあり，使用にあたっては添付文書や過去の文献を熟読すべきである．

8 過換気症候群

8 ▶▶ 過換気症候群

 処方例

> **ソラナックス**（アルプラゾラム，錠：0.4mg，0.8mg）
> 0.4mg/日，分1から経口投与開始して1.2mg/日，分3まで増量可能

■ **処方のポイント**

中時間作用型のベンゾジアゼピン系の抗不安薬．非発作時の予期不安に対して使用する．

■ **Evidence**

- 五十嵐隆，編．小児科診療ガイドライン　最新の治療指針．第2版．総合医学社；2011．p.505-7．
- 吉尾　隆．向精神薬がわかる！使える！答えられる！　南江堂；2008．p.79-97．

■ **Pitfall/MEMO**

- 薬物治療よりも患者の心理要因について理解を深め，症状の奥にある疾病利得を把握すること，また本人および周囲の人間に対して本症候群の病態と適切な対応を説明することが重要である．
- 上記の抗不安薬の処方は一例である．抗不安作用の強さが中等度以上の抗不安薬を症状に応じて選択する．薬物依存や眠気・ふらつきなどの副作用に注意が必要である．ベンゾジアゼピン系薬剤で効果がない場合は抗うつ薬の使用を考慮するが，効果発現まで時間がかかること，小児では特に10代でSSRIによる自殺リスクの報告があることから，専門医に任せるのが望ましい．なお，過換気症候群における薬物治療のエビデンスは確立されていない．

9 ▶▶ 睡眠障害

処方例

① **ロゼレム**（ラメルテオン，錠: 8mg）
  1錠/日，分1就寝前，経口投与
② **デパス**（エチゾラム，錠 0.5mg, 1mg）
  1錠/日，分1就寝前，経口投与
③ **アモバン**（ゾピクロン，錠: 7.5mg, 10mg）
  1錠/日，分1就寝前，経口投与
④ **レンドルミン**（ブロチゾラム，錠: 0.25mg，口腔内崩壊錠: 0.25mg）
  1錠/日，分1就寝前，経口投与

■ 処方のポイント

睡眠障害が入眠困難であるのか，熟眠障害であるのかにより，短時間～長時間作用型の薬物を使い分ける．

■ Evidence

- 内山 真．睡眠障害の対応と治療ガイドライン．じほう; 2002. p.143-72.

■ Pitfall/MEMO

睡眠薬の副作用として，早朝覚醒，反跳性不眠，退薬症状，筋弛緩作用があるので，薬物をむやみに長期使用しない．また現時点ですべて保険適応外である．

1 未熟児くる病

1 ▶▶ 未熟児くる病

> ①**アルファロール**（アルファカルシドール，液：0.5μg/mL）
> 0.008〜0.1μg/kg/日，分1，経口投与
> ②**ホスリボン**（リン酸二水素ナトリウム一水和物・無水リン酸水素二ナトリウム，配合顆粒：1包0.48g中にリンを100mg含有）
> リンとして20〜40mg/kg/日を数回に分けて経口投与

■ 処方のポイント

①**アルファロール**：肝臓で代謝され活性型ビタミンD_3となる．活性型ビタミンD_3は破骨細胞の働きを抑えることで骨吸収を抑制し，また小腸からのカルシウム吸収を促進する．

②**ホスリボン**：リンを補充することにより低リン血症改善作用を示し，骨の形成障害を改善する．

■ Evidence

- 増永 健. 小児内科. 2010; 42（増刊）: 803-7.
- Rigo J, et al. Acta Paediatr. 2007; 96: 969-74.

■ Pitfall/MEMO

- **アルファロール**：
  - 治療が奏効すると血清ALP値は低下する．
  - 尿中Ca/Cr＞0.5が持続するときは，減量または中止する．
  - 酸化Mg，炭酸Mgとの併用で高Mg血症が生じることがある．
- **ホスリボン**：
  - 腎障害のある患者では腎石灰化が生じる可能性がある．
  - 本剤1包中にNaを94mg含有するため，本剤投与により血清Naが上昇する可能性がある．
  - Ca製剤と同時に服用するとリン酸Ca石を生じる．
  - 血清リン濃度を保つためには投与回数を増やす．

2 未熟児貧血

処方例

①**インクレミン**（溶性ピロリン酸第二鉄，シロップ：鉄として6mg/mL）
鉄として2〜6mg/kg/日，分2，経口投与
②**エスポー，エポジン**（エポエチンアルファ，注：750U/0.5mL）
200U/kg/回を週2回，注射部位を変えて皮下注射

■ 処方のポイント
①**インクレミン**：溶性ピロリン酸第二鉄は胃酸によって二価鉄に変換され，小腸から吸収される．吸収された二価鉄はプロトポルフィリンと複合体（ヘム）を形成し，さらにグロビンと結合してヘモグロビンとなる．
②**エスポー，エポジン**：後期赤芽球前駆細胞に作用し，これを分化・増殖させ赤血球産生を促進する．

■ Evidence
- 楠田 聡，他．周産期医学．2006; 36: 767-78.
- Ohls RK, et al. Pediatrics. 2013; 132: e119-27.

■ Pitfall/MEMO
- **インクレミン**：
  - 消化器症状の有無に注意を要する．
  - 吸収されなかった鉄は便中に排泄され，黒色便となることがある．
  - 胃酸分泌を抑制する薬剤は胃内pHを上昇させ，鉄吸収を阻害する．
  - セフジニル（セフゾン）はインクレミンとキレートを形成し，鉄の吸収が1/10まで低下するため併用は避ける．
- **エスポー，エポジン**：
  - 未熟児早期貧血期を脱し，ヘモグロビン濃度10g/dL（ヘマトクリット値30%）前後で臨床症状が安定した場合は投与を中止する．
  - 未熟児網膜症を増悪させる可能性があるので，定期的な眼底検査が必要である．

3 ビタミンK欠乏性出血症

3 ▶▶ ビタミンK欠乏性出血症

処方例

①**ケイツー**〔メナテトレノン（ビタミンK_2），個別包装シロップ：2mg/1mL〕
出生時（数回の哺乳確立後），生後1週または産科退院時のいずれか早い時期，1か月健診時に1mLを計3回経口投与する．なお，母乳栄養児では1回1mLを出生後3か月まで週1回経口投与してもよい．

②**ケイツーN**〔メナテトレノン（ビタミンK_2），注射液：10mg/2mL〕
呼吸障害などで経口投与が困難な場合は，0.5〜1.0mg（超低出生体重児は0.3mg）を緩徐に静脈内投与する．

■ 処方のポイント

ビタミンK_2は，血液凝固因子（II, VII, IX, X）の蛋白合成過程で，グルタミン酸残基がγ-カルボキシグルタミン酸に変換する際のカルボキシル化反応に関与する．プロトロンビンなどの肝での合成を促進し，生体の止血機構を賦活して止血作用を発現する．

■ Evidence
- 白幡　聡，他．日本小児科学会雑誌．2011; 115: 705-12.

■ Pitfall/MEMO
- **ケイツー**は高浸透圧のため，滅菌水で10倍に薄めて投与するのも1つの方法である．
- 新生児ビタミンK欠乏性出血症は，日齢2〜4に起こることが多いが，合併症をもつ新生児，ビタミンK吸収障害をもつ母親から生まれた新生児，妊娠中にワルファリンや抗てんかん薬などの薬剤を服用していた母親から生まれた新生児では，出生後24時間以内に発症することもあるので注意を要する．
- 乳児ビタミンK欠乏性出血症は，主として生後3週から2か月までの母乳栄養児に発症することが多い．

1 ▶▶ おむつかぶれ

処方例

① **アズノール**（アズレン，軟膏：0.033%/20g）
軽症例の場合，おむつ替えのたびに塗布
② **プロペト**（白色ワセリン，軟膏基剤）
軽症例の場合，おむつ替えのたびに塗布
③ **亜鉛華単軟膏**（亜鉛華軟膏，軟膏：10%）
軽症例の場合，おむつ替えのたびに塗布
④ **ロコイド**（ヒドロコルチゾン酪酸エステル，軟膏：0.1%/5g）
中等度以上の場合，1日1〜2回塗布
⑤ **ニゾラール**（ケトコナゾール，クリーム：2%/10g）
カンジダ感染を伴う場合，1日1回塗布

■ 処方のポイント

① **アズノール**：抗炎症作用，ヒスタミン遊離抑制作用，創傷治癒促進作用がある．過敏症状を認めることがある．
② **プロペト**：皮膚に油性膜を作ることにより湿潤状態を保ち，皮膚を保護する．かゆみ，かぶれ，発疹を認めることがある．
③ **亜鉛華単軟膏**：収斂，消炎作用を示す．また，浸出液の吸収および分泌抑制により，創面を乾燥させる．過敏症状を認めることがある．
④ **ロコイド**：ホスホリパーゼ A_2 を阻害することで抗炎症作用を示す．
⑤ **ニゾラール**：真菌の細胞膜の構成成分の生合成阻害作用を介して抗真菌作用を示す．接触性皮膚炎の発生に注意．

■ Evidence

- 馬場直子. Medicina. 2014; 51: 906-10.
- Blume-Peytavi U, et al. Pediatr Dermatol. 2014; 31: 413-29.
- Shin HT. Dermatol Ther. 2005; 18: 124-35.
- 馬場直子. 小児科診療. 2009; 72: 1963-9.

■ Pitfall/MEMO

ロコイド：Cushing 症候群を呈する可能性があり，長期使用は避ける．

2 ▶▶ 乳児湿疹（乳児脂漏性湿疹）

処方例

① **アズノール**（アズレン，軟膏：0.033% /20g）
　軽症（軽い紅斑，少数の丘疹）の場合，1日数回塗布
② **プロペト**（白色ワセリン，軟膏基剤）
　軽症（軽い紅斑，少数の丘疹）の場合，1日数回塗布
③ **ロコイド**（ヒドロコルチゾン酪酸エステル，軟膏：0.1% /5g）
　中等度以上（丘疹や膿疱が多発，滲出液を認める）の場合，1日2回塗布

■ **処方のポイント**（作用機序）
① **アズノール**：抗炎症作用，ヒスタミン遊離抑制作用，創傷治癒促進作用がある．
② **プロペト**：皮膚に油性膜を作ることにより湿潤状態を保ち，皮膚を保護する．
③ **ロコイド**：ホスホリパーゼ A_2 を阻害し，アラキドン酸カスケードを抑制することで抗炎症作用を示す．

■ Evidence
- 馬場直子．周産期医学．2011; 41: 777-83.
- 馬場直子．小児科診療．2009; 72: 1963-9.

■ Pitfall/MEMO
- **アズノール**：塗布した箇所に過敏症を認めることがある．
- **プロペト**：皮膚のかゆみ，かぶれ，発疹が生じる可能性がある．
- **ロコイド**：Cushing 症候群を呈する可能性があるため，長期使用は避ける．乳児脂漏性皮膚炎の児は，後にアトピー性皮膚炎に移行する例が多いため，症状改善後も定期的に経過観察をすることが望ましい．

3 刺虫症

3 ▶▶ 刺虫症

処方例

A 刺虫症

①**リンデロン VG**（ベタメタゾン吉草酸エステル・ゲンタマイシン硫酸塩，軟膏・クリーム: 0.12% / 5g, 10g）
1 日 2 回，適量を塗布

B 疥癬

②**ストロメクトール**（イベルメクチン，錠剤: 3mg）
体重 15kg 以上で 200 μg/kg を空腹時に 1 回経口投与

③**スミスリン**（フェノトリン，ローション: 5%）
1 回 1 本 30g, 1 週間間隔で 2 回，頭から下に，乳幼児では全身に塗布

C アタマジラミ

④**スミスリン**（フェノトリン，シャンプー: 0.4%）
1 日 1 回頭髪を濡らしたあと 10〜20mL を散布し 5 分間静置後洗い流し，3 日間隔で 4 回使用

■ 処方のポイント

①**リンデロン VG**: ステロイド薬と抗菌薬が配合している.

②**ストロメクトール**: 疥癬はヒゼンダニによる感染症である. 本剤はヒゼンダニの神経細胞に主に作用する.

③④**スミスリン**: ピレスロイド系殺虫剤である.

■ Evidence

• 石井則久，他. 疥癬診療ガイドライン. 日本皮膚科学会雑誌. 2007; 117: 1-13.

• 大滝倫子. アタマジラミ. 小児内科. 2010; 42: 839-41.

■ Pitfall/MEMO

かゆみには抗ヒスタミン薬の内服か外用を行う. 疥癬にステロイド剤は使用しない. フェノトリン耐性のアタマジラミの場合，櫛で頭髪を梳く.

CHAPTER 13 その他

4 ▶▶ しもやけ（凍瘡）

処方例

① **ユベラ軟膏**〔トコフェロール（ビタミンE）およびビタミンAを含有，軟膏：2% /56g〕
1日1〜数回，適量を患部に塗布
② **ヒルドイド**（ヘパリン類似物質，ソフト軟膏：0.3% /25g）
1日数回，適量を塗布
③ **ユベラN**（トコフェロールニコチン酸エステル，細粒：40%）
0.75〜1.5g/日，分3，毎食後経口投与．年齢，症状により適宜増減
④ **セルテクト**（オキサトミド，ドライシロップ：2%）
1回0.5mg，1日2回経口投与

■ 処方のポイント

① **ユベラ軟膏**：ビタミンEは経皮吸収され，皮膚の血行を促し，皮膚温を上昇させるとともに，微小血管の透過性を抑制する．ビタミンAは経皮吸収され，表皮におけるムコ多糖類などの新陳代謝を高め，ケラチン形成を抑制する．皮膚の乾燥化，粗糙化，鱗屑形成などに対して抑制作用を示す．軽症例に使用する．
② **ヒルドイド**：皮膚組織血液量を増加させる．
③ **ユベラN**：末梢血行を促すとともに，血小板粘着・凝集能の抑制により微小循環動態を改善する．
④ **セルテクト**：ヒスタミンの働きを阻害することで瘙痒を抑える．

■ Evidence

- 小林眞司．小児科臨床．2009; 11: 2061-5.
- 赤坂俊英．小児科臨床．2001; 54: 2160-1.

■ Pitfall/MEMO

末梢循環改善，止痒，消炎を治療指針とするが，ほとんど対症療法でよい．

5 ▶▶ にきび（尋常性痤瘡）

処方例

① **ディフィリンゲル**（アダパレン，ゲル：0.1％ 15g）
1日1回，就寝前，洗顔後，顔面に適量を塗布
② **アクアチム**（ナジフロキサシン，クリーム：1％ 10g）
1日2回，炎症性皮疹部に塗布
③ **ミノマイシン**（塩酸ミノサイクリン，顆粒：2％，錠：50mg, 100mg）
初期量として100〜200mg/日の用量で内服し，症状に合わせて適宜減量
④ **ベピオゲル**（過酸化ベンゾイル，ゲル：2.5％）
1日1回，洗顔後，患部に適量を塗布

■処方のポイント

① **ディフィリンゲル**：毛包上皮の角化を正常化させ，新たな面皰の形成を阻害する．直接的な抗炎症作用もある．
② **アクアチム**：外用抗菌薬で，軽症〜中等症で適応となる．
③ **ミノマイシン**：内服抗菌薬で，中等症〜重症で適応となる．抗菌作用のみならず，白血球遊走抑制作用，活性酸素抑制作用などがあり，抗炎症作用を期待して処方する．
④ **ベピオゲル**：塗布すると酸素を産生するため，嫌気性菌であるプロピオニバクテリウム アクネス（*Propionibacterium acnes*）に対する抗菌作用を有する．また，角質剥離作用も有する．

■Evidence

- 林　伸和，他．日本皮膚科学会雑誌．2008; 118: 1893-923.
- 川島　眞，他．臨床薬理．2014; 30: 669-89.

■Pitfall/MEMO

- **ディフィリンゲル**塗布で刺激感がある場合には外用保湿剤を併用する．炎症性皮疹を有する場合，外用抗菌薬もしくは内服抗菌薬を併用する．
- **ミノマイシン**は皮膚粘膜・歯牙への色素沈着・着色に留意する必要がある．

6 やけど（熱傷）

処方例

① **プロペト**（白色ワセリン，軟膏基剤）
1日1〜2回，適量を塗布
② **アズノール軟膏**（ジメチルイソプロピルアズレン，軟膏：0.033%/20g）1日数回，適量を塗布
③ **ゲーベンクリーム**（スルファジアジン銀，クリーム：1%/50g）
1日1回，滅菌手袋などを用いて，創面を覆うために必要かつ十分な厚さ（約2〜3mm）に直接塗布．または，ガーゼなどに同様の厚さにのばし，貼付し，包帯で固定
第2日目以後は，前日に塗布した本剤を清拭または温水浴などで洗い落としたのち，新たに本剤を塗布

■ 処方のポイント
① **プロペト**：油脂性基剤軟膏で皮膚を保護する．
② **アズノール軟膏**：抗炎症作用，創傷保護作用，抗アレルギー作用を有する．
③ **ゲーベンクリーム**：III度熱傷に使用する．細菌の細胞膜，細胞壁に作用して抗菌作用を示すため，皮膚感染を防ぎながら創傷治癒を促進する．

■ Evidence
- 吉野雄一郎，他．日本皮膚科学会雑誌．2011; 121: 3279-306.

■ Pitfall/MEMO
ゲーベンクリームは軽度の熱傷には疼痛が認められるため禁忌である．

7 乗り物酔い（動揺病）

7 ▶▶ 乗り物酔い（動揺病）

処方例

①**ドラマミン**（ジメンヒドリナート，錠：50mg）
  1回1錠経口投与．予防には30分～1時間前に1回1～2錠（50～100mg）
②**トラベルミン**（配合錠：ジフェンヒドラミンサリチル酸塩40mg，ジプロフィリン26mg）
  1回1錠経口投与．

■ Evidence
・Gutner LB, et al. Arch Otolaryngol. 1951: 53; 308-15.
・Dostal LA, et al. J Pharm Sci. 1989; 78: 423.

■ Pitfall/MEMO
抗ヒスタミン薬であるジフェンヒドラミンの副作用として，強い眠気を引き起こすので注意が必要である．

CHAPTER

13

その他

事項索引

あ

アセトン血性嘔吐症	118
アタマジラミ症	37, 145
アデノウイルス感染症	13
アドヒアランス	38
アトピー性皮膚炎	39
アナフィラキシー	45
アメーバ赤痢	25
アレルギー性結膜炎	43
アレルギー性鼻炎	42
アンジオテンシンII受容体拮抗薬	84
アンジオテンシン変換酵素阻害薬	51, 61, 84, 96, 117

い

胃炎	71
胃十二指腸潰瘍	71
胃食道逆流症	72
1日摂取エネルギー所要量	129
一酸化窒素	69
イレウス	66
咽頭結膜熱	13, 32
インフルエンザ	8
インフルエンザ脳症	8

う

ウイルス性胃腸炎	24
うつ病	137
ウロキナーゼ・パルス療法	83
運動療法	129

え

栄養療法	73
炎症性腸疾患	73
炎症反応	68
エンテロウイルス	16

お

オーム病	23
おむつかぶれ	143

か

外陰腟炎	95
疥癬	145
外尿道口	95
外用抗菌薬	27
潰瘍性大腸炎	73
過換気症候群	138
可逆性後頭葉白質脳症	81
拡張型心筋症	60
カクテル療法	82, 85
家族性高コレステロール血症	130
過敏性腸症候群	74
下部尿路感染症	78
カリウム保持性利尿薬	94
カルシウム拮抗薬	61, 96
川崎病	64
カンジダ感染	143
感染性心内膜炎	63
含嗽薬	35
冠動脈瘤	65
顔面神経麻痺	112

151

事項索引

緩和医療	106

き

気管支炎	2
気管支喘息	7, 38
気管切開	14
気管挿管	14
偽性アルドステロン症	75
亀頭包皮炎	95
偽膜性腸炎	25
逆流性食道炎	72
吸気性喘鳴	4
吸気性笛声	21
丘疹	144
急性肝炎	75
急性結膜炎	32
急性腎炎症候群	80
急性膵炎	76
急性虫垂炎	68
急性副腎不全	128
吸入ステロイド薬	38
強オピオイド系鎮痛薬	106
蟯虫症	36
強迫性障害	136
起立性調節障害	131, 137
筋ジストロフィー	117

く

駆虫率	36
クラミジア感染症	23
グラム陽性球菌	95
クループ症候群	4
くる病	122
クローン病	73

け

痙直型脳性麻痺	114
けいれん重積	108
けいれん誘発	1
劇症型心筋炎	61
血液凝固因子	142
血液凝固因子製剤	103
結核	20
血球貪食性リンパ組織球症	105
月経過多	127
血清総胆汁酸	75
血友病	102
減感作療法	42
犬吠様咳嗽	4

こ

5-HT$_4$ 受容体刺激薬	66
高圧浣腸	70
抗アレルギー点眼薬	43
抗炎症作用	148
口角炎	35
高カルシウム尿症	91
抗菌薬	31
抗菌薬含有外用剤	26
抗菌薬含有点眼液	33
高血圧緊急症	81
高血圧症候群	96
抗コリンエステラーゼ薬	116
高脂血症	130
甲状腺機能亢進症	120
甲状腺機能低下症	120
好中球機能異常症	101
好中球減少症	99
高張食塩水吸入	3
高張食塩水輸液	124

事項索引

抗てんかん薬	142
口内炎	35
抗ヒスタミン薬	1, 3, 4, 39, 44, 45
抗不安薬	138
高分子重合体	74
肛門周囲膿瘍	77
抗利尿ホルモン不適合分泌症候群	124
抗ロイコトリエン受容体拮抗薬	38
コクサッキーＡウイルス	16
骨髄移植	101
コリネバクテリウム	95
5類感染症全数把握疾患	9, 10
混合性結合組織病	50

さ

サイアザイド系利尿薬	91, 94
細気管支炎	3
催奇形性	85
細菌性髄膜炎	30
細菌性腸炎	25
再生不良性貧血	104
嗄声	4
霰粒腫	33

し

歯牙沈着	22
シクロスポリン療法	83
シクロホスファミド大量療法	87
自己免疫性好中球減少症	99
自殺企図	136, 137
思春期早発症	126
持続皮下インスリン注入療法	119
刺虫症	145
紫斑病性腎炎	82
自閉症スペクトラム障害	133
しもやけ	146

若年性特発性関節炎	47
若年性皮膚筋炎	49
周期性嘔吐症	118
重症筋無力症	116
熟眠障害	139
上気道炎	1
上室性頻拍	54
焦燥感	137
小腸-小腸型の腸重積	70
小児肺結核	20
小児バラ疹	19
上部尿路感染症	79
除菌療法	71
食餌療法	96, 129
食物アレルギー	41
食物経口負荷試験	41
真菌	143
心筋炎	60
真菌感染症	101
神経性やせ症	134
心室中隔欠損	56
心室頻拍	54
尋常性痤瘡	147
腎性尿崩症	94
心不全	51
心房細動	54
心房中隔欠損	57
蕁麻疹	44

す

水痘	11
水分制限	124
髄膜炎	16
睡眠障害	139
ステロイド外用薬	39

153

事項索引

| ステロイド抵抗性ネフローゼ症候群 | 88 |

せ

性腺機能抑制	87
整腸剤	74
成長障害	48, 50, 125
成長ホルモン分泌不全性低身長	125
性的クラミジア感染症	23
清涼飲料水ケトアシドーシス	119
切開排膿処置	77
摂食障害	134
全身性エリテマトーデス	48
先天性好中球減少症	100
先天性尿細管機能異常	92
先天性風疹症候群	10
全般発作	109

そ

造血幹細胞移植	100, 104
創傷保護作用	148
蹉転	136, 137
粗糙化	146

た

帯状疱疹	11
耐性化	22
耐糖能異常	125
退薬症候群	136
単純ヘルペス感染症	18

ち

チック障害	135
注意欠陥多動性障害	132
中耳炎	5
中枢性筋弛緩薬	114
中枢性鎮咳薬	2, 3
中枢性尿崩症	123
超音波整復	70
腸重積	13, 70

て

手足口病	16
低カリウム血症	92
低血糖	128
低ナトリウム血症	93, 124
低リン血症	122
テタニー	121
鉄欠乏性貧血	97
鉄剤	97
デュシェンヌ型筋ジストロフィー	117
てんかん	109, 110
てんかん重積状態	108
伝染性紅斑	17
伝染性軟属腫	28
伝染性膿痂疹	26

と

凍瘡	146
糖尿病	119
動脈管開存	56
動揺病	149
突発性発疹症	19
トリプシン阻害作用	76
トリプタン製剤	111

に

にきび	147
二次性低カルニチン欠乏症	5
乳児湿疹	144
乳児脂漏性湿疹	144
入眠困難	139

事項索引

尿細管性アシドーシス	90
尿崩症	123
尿路感染症	78

ね

熱傷	148
熱性けいれん	107
ネフローゼ症候群	88
眠気	149

の

膿疱	144
乗り物酔い	149
ノロウイルス	24

は

肺炎	2
肺高血圧症	50
肺動脈性肺高血圧	59
麦粒腫	33
橋本病	120
バセドウ病	120
バソプレシン分泌低下症	123
パルス療法	49
反跳性不眠	139

ひ

鼻咽頭炎	1
非化膿性肉芽腫炎症	34
非観血的整復	70
肥厚性幽門狭窄症	69
微小変化型ネフローゼ症候群	88
非ステロイド系消炎薬	47
肥大型心筋症	60
ビタミンD不応性くる病	122
ビタミンD欠乏症	122

ビタミンD反応性くる病	122
ビタミンK欠乏性出血症	142
ヒトパルボウイルスB19	17
非びらん性逆流症	72
肥満	129
百日咳	21
ピロリ菌感染症	71
頻回再発型ネフローゼ症候群	88

ふ

ファロー四徴症	58
風疹	10
副甲状腺機能低下症	121
副腎クリーゼ	128
副鼻腔炎	6
不随意運動	115
不整脈	53
部分発作	110
プロスタグランジン I_2	59
プロピオニバクテリウム アクネス	147

へ

閉塞性肥大型心筋症	62
ヘリコバクター・ピロリ	97
ヘルパンギーナ	16
ヘルペス性髄膜炎	29
片頭痛	111
便秘症	67

ほ

包茎	95
補剤	77
ホスホジエステラーゼ阻害薬	52, 61
発作性上室性頻拍	53
発作性心室頻拍	53

155

事項索引

母乳栄養児	142
本態性高血圧	96

ま

マイコプラズマ感染症	22
マクロファージ活性化症候群	47
マクロライド系抗菌薬	6
麻疹	9
麻薬性鎮咳薬	4
慢性偽性腸閉塞	66
慢性膵炎	76
慢性肉芽腫症	101

み

ミオクローヌス	115
未熟児くる病	140
未熟児貧血	141
未熟児網膜症	141
水中毒	93

む

無顆粒球症	120
無菌性髄膜炎	12, 29
無呼吸発作	21
無酸素発作	58
ムスカリン受容体	69
ムンプス	12

め

免疫グロブリン製剤大量療法	98
免疫グロブリン療法	64
免疫性血小板減少性紫斑病	98
面皰	147

や

薬物乱用頭痛	111

やけど	148
夜尿症	93

よ

溶血性尿毒症症候群	25
溶血性連鎖球菌感染症	15, 80
予防投与	20

り

利尿薬	57
流行性角結膜炎	13, 32
流行性耳下腺炎	12
鱗屑形成	146

る

ループス腎炎	86
ループ利尿薬	56

れ

レニン-アンジオテンシン-アルドステロン系	51, 61
レプリーゼ	21

ろ

ロタウイルス	24

欧文

α 受容体刺激薬	131
ACE-I	84
ARB	84
A 群溶血性連鎖球菌	15
β_2 刺激薬	7
β 遮断薬	61, 117
Bartter 症候群	92
B 群連鎖球菌	30
Cushing 症候群	143, 144

事項索引

CYP2C19	72	HSV（Herpes simplex virus）	18, 29
Dent 病	91	HUS	25
DIC	105	IgA 血管炎	46
Duke 診断基準	63	IgA 腎症	84
EB ウイルス感染症	14	ITP	98
Enterococcus feacalis	78	LDL コレステロール	130
ESBL	79	*Propionibacterium acnes*	147
GBS	30	Re-feeding syndrome	134
Gitelman 症候群	92	Reye 症候群	11, 65
GnRH 依存性思春期早発症	126	SIADH	124
guanyl cyclase	69	Stevens-Johnson 症候群	109
Guillain-Barré 症候群	113	von Willebrand 病	102
H₂ 受容体	71	VZV	29
Henoch-Schönlein 紫斑病	46	WHO2 段階除痛ラダー	106
HHV6（Human herpesvirus 6）	19		

薬剤索引

薬剤索引

あ

アーチスト	51, 117
亜鉛華単軟膏	143
アカルディ	51
アクアチム	26, 147
アサコール	73
アシクロビル	14, 112
アズノール	77, 143, 144
アズノール軟膏	148
アスピリン	11, 60, 64
アスベリン	9
アセトアミノフェン	111
アダラート	80, 96
アタラックスＰ	46
アデホス	53
アデロキザール散	20
アドシルカ	59
アドナ	127
アドベイト	102
アトロピン硫酸塩	69
アナフラニール	136
アミカシン	68
アミサリン	53
アミティーザ	74
アモバン	139
アラセナ-A	18
アラセナ-A軟膏	18
アルダクトンＡ	51, 56, 57, 92
アルファロール	121, 122, 140
アルメタ軟膏	39
アルロイドＧ	71
アレグラ	44
アレジオン	41
アンカロン	53
アンギナール	64, 82, 85
アンブリセンタン	59
アンペック坐剤	106

い

イーケプラ	110
イスコチン	20
イトリゾール	101
イナビル	8
イミグラン	111, 118
イムノマックス	101
イムラン	48, 50, 84, 86
イリボー	74
イロクテイト	102
インクレミン	97, 141
インタール	7
インダシン	92, 94
インデラル	53, 54, 58

う

ウラリット-U	90
ウルソ	75

え

エスポー	141
エピペン	41, 45
エビリファイ	133
エポジン	141
エポプロステノール	59

薬剤索引

エリザス	42
エリスロシン	15, 21
エレンタール	73
塩化カリウム	92
エンドキサン	86

お

オイラックス	44
オイラックス H	41
オーラップ	135
オキシコドン	106
オゼックス	2, 22, 23
オノン	38
オバホルモン	127
オプソ内服液	106
オラペネム	5, 6
オルプロリクス	102

か

カイトリル	118
ガスター	44, 71
ガスモチン	66, 72, 74, 134
カチリ	11
カネボウ柴苓湯エキス顆粒	84
カルチコール	121
カルバマゼピン	123
カロナール	1, 5, 9, 10, 12, 13, 14, 16, 17, 19, 46, 106, 111
ガンシクロビル	14

き

キプレス	38
強力ネオミノファーゲン C	75

く

クエストラン	130

クラバモックス	2, 5, 26
クラビット点眼液	23, 33
クラリシッド	22, 63
クラリス	2, 21, 23, 80
グラン	100
グリセリン浣腸	67
グリチロン	44, 75
クロルプロパミド	123

け

ケイツー	142
ケイツー N	142
ゲーベンクリーム	148
ケタス点眼液	43
ケフレックス	63
献血ヴェノグロブリン IH	98
献血ベニロン -I	98, 113
ゲンタシン軟膏	95

こ

コージネイト FS	102
コレスチラミン	130
コロネル	74
コンサータ	132
コンバントリン	36
コンファクト F	102

さ

ザイザル	26, 39, 42, 44, 45
サクシゾン	128
ザジテン点眼液	43
サノレックス	129
サラゾピリン	73
サワシリン	15, 26, 63, 78, 80
酸化マグネシウム	67

159

薬剤索引

し

ジェイゾロフト	137
ジェノトロピン	125
ジゴシン	53, 56
ジスロマック	2, 21, 23, 25
シダトレイン舌下液	42
十全大補湯	77
静注用キシロカイン	53
シングレア	38, 42, 44
新レシカルボン	67

す

ストラテラ	132
ストロメクトール	145
スピロノラクトン	94
スミスリン	145
スミスリンシャンプー	37
スミスリンパウダー	37

せ

セフォタックス	30, 78
セフゾン	26, 33, 141
セフメタゾン	68, 78
セルシン	108
セルセプト	48, 86
セルテクト	146
セルベックス	71
セレキノン	66, 74
セレニカ R	109, 115
セレネース	135

そ

ゾーミック	111
ゾビラックス	11, 18, 29
ゾビラックス眼軟膏	32

ゾビラックス軟膏

ゾビラックス軟膏	18
ゾフラン	118
ソマトロピン	125
ソラナックス	138
ソリタ T 配合顆粒 2 号	24
ソル・コーテフ	128
ソル・メドロール	86

た

ダイアップ	107
大建中湯	66
タケプロン	72
タミフル	8
ダラシン	63, 68
タリビット点眼液	32

ち

チラーヂン S	120

つ

ツムラ柴苓湯エキス顆粒	84

て

ディフィリンゲル	147
デカドロン	3, 4, 30, 105
デキサルチン軟膏	35
テグレトール	110
デスモプレシン	102, 123
デパケン	107
デパス	139
デプロメール	136, 137
デメクロサイクリン	123
テラ・コートリル	26
テルネリン	114
テレミンソフト	67

薬剤索引

と

トブラシン	78
トミロン	5
トラクリア	59
トラベルミン	149
ドラマミン	149
ドルミカム	58, 70
トレシーバ注フレックスタッチ	119
ドンペリドン	74

な

ナウゼリン	24
ナウゼリン坐剤	118

に

ニゾラール	143
ニトロール	64
乳酸カルシウム	121, 122
ニューロタン	84

ね

ネオーラル	49, 104, 105

の

ノアルテン	127
ノボエイト	102
ノボラピッド注フレックスタッチ	119
ノルディトロピン	125
ノルバスク	64

は

ハイドロコートン	128
バクタ	99, 100, 101
バクトロバン鼻腔用軟膏	26
パタノール点眼液	43

ハチアズレ	35
バップフォー	93
バラシクロビル	14
パリエット	72
バルトレックス	11, 112
パルミコート	38
バンコマイシン	30
パンスポリン	78

ひ

ビオフェルミン	24
ビクシリン	30, 78
ヒスロン	127
ヒドロクロロチアジド「トーワ」	
	91, 94
ヒューマトロープ	125
ヒューマログ注ミリオペン	119
ピラマイド	20
ヒルドイド	146

ふ

ファロム	26
フィブロガミンP	46
フェルム	97
フェロミア	97, 127
フェンタニル	106
フオイパン	76
フォリアミン	47, 49
フシジンレオ	26
ブスコパン	70
フラジール	25
プルゼニド	67
フルタイド	38, 38
フルドロコルチゾン	123
ブルフェン	47, 106, 111
フルメトロン点眼液	41, 43

161

薬剤索引

ブレディニン	48, 82, 84, 86
プレドニゾロン	98, 112, 116, 117
プレドニン	7, 14, 41, 45, 46, 47, 48, 49, 50, 73, 82, 84, 86, 88, 98, 112, 116, 117
プレドネマ	73
プログラフ	48, 86
プロトピック軟膏	39
プロペト	39, 143, 144, 148
プロベラ	127
フロベン	64
フロモックス	5, 9

へ

ベネトリン	7
ベネフィクス	102
ベピオゲル	147
ペルサンチン	64, 82, 85
ペルジピン	80
ペンタサ	73
ペンレステープ	28

ほ

ホスミシン	25
ボスミン	4
ホスリボン	122, 134, 140
ポララミン	17
ボルタレン	8
ポンタール	8

ま

マイスタン	115
マクサルト	111

み

ミオナール	114
ミケラン	58
ミダフレッサ	108
ミニリンメルト	93, 123
ミノマイシン	22, 147
ミヤBM	25
ミリステープ	69

む

ムコソルバン	2
ムコダイン	2, 6, 9

め

メイアクト	2, 5, 6, 68
メイアクトMS	78, 99
メイロン7%	58
メインテート	60
メキシチール	54
メスチノン	116
メソトレキセート	47, 49
メチコバール	112
メトグルコ	119
メトリジン	131
メプチン	7
メプチンエアー	7
メプチンミニ	7
メルカゾール	120
メロペン	30, 68

も

モルヒネ	58

ゆ

ユベラN	146
ユベラ軟膏	146

薬剤索引

よ

ヨクイニン	28

ら

ラキソベロン	67, 106
ラシックス	51, 56, 57, 80
ラックビー N	13
ラピアクタ	8
ラミクタール	109
ランサップ	71
ランタス注ソロスター	119

り

リザベン点眼液	43
リスパダール	133, 135
リスモダン	60
リチウム	123
六君子湯	72
リバロ	130
リファジン	20
リボスチン点眼液	41, 43
硫酸アトロピン	69
リュープリン	126
リレンザ	8
リンデロン	7, 41
リンデロン V 軟膏	39, 95
リンデロン VG	145
リンデロン VG 軟膏	95

る

ルボックス	136, 137

れ

レニベース	51, 60, 84, 96, 117
レバチオ	59
レボレード	98
レンドルミン	139

ろ

ロコイド	143, 144
ロセフィン	30, 68, 78
ロゼレム	139
ロペミン	74
ロミプレート	98
ロンゲス	82, 84

わ

ワーファリン	60, 64, 82, 84
ワイドシリン	2, 5, 6, 26
ワソラン	53, 54, 60

欧文

AZ 点眼液	32
MS コンチン錠	106

163

小児科外来処方 navi　　　　　　　　　　　　ⓒ

発　行	2016 年 12 月 15 日　1 版 1 刷

監修者　金子一成

編著者　吉村　健

　　　　辻　章志

発行者　株式会社　　　中外医学社

　　　　代表取締役　　　青木　滋

　　　　〒 162-0805　　東京都新宿区矢来町 62

　　　　電　　話　　　(03) 3268-2701 (代)

　　　　振替口座　　　00190-1-98814 番

印刷・製本／三和印刷(株)　　　　　　＜ MS・YT ＞

ISBN978-4-498-14540-5　　　　　　 Printed in Japan

JCOPY ＜(社)出版者著作権管理機構 委託出版物＞

本書の無断複写は著作権法上での例外を除き禁じられています.
複写される場合は, そのつど事前に, (社)出版者著作権管理機構
(電話 03-3513-6969, FAX 03-3513-6979, e-mail: info@jcopy.
or. jp) の許諾を得てください.